dr. med. ulrich
strunz

# das stress weg buch

Originalausgabe

in der Penguin Random House Verlagsgruppe GmbH,
Neumarkter Straße 28, 81673 München
produktsicherheit@penguinrandomhouse.de
(Vorstehende Angaben sind zugleich Pflichtinformationen nach GPSR)

www.heyne.de



**Bildredaktion:** Tanja Zielezniak
**Coverdesign:** Eisele Grafik-Design, München
**Layout/DTP/Satz:** Buch-Werkstatt GmbH, Bad Aibling/Kim Winzen
**Druck und Bindung:** Pixartprinting, Lavis
Printed in Italy
6. Auflage

MIX
Papier | Fördert gute Waldnutzung
FSC® C147178

Penguin Random House Verlagsgruppe FSC®-N001967

ISBN: 978-3-453-21810-9

## Dank

Ich danke Anne Jacoby für ihre großartige Unterstützung.

## Haftungsausschluss

Die Ratschläge in diesem Buch sind sorgfältig erwogen und geprüft. Sie bieten jedoch keinen Ersatz für kompetenten medizinischen Rat. Alle Angaben in diesem Buch erfolgen daher ohne jegliche Gewährleistung oder Garantie seitens des Autors und des Verlages. Eine Haftung des Autors bzw. des Verlages und seiner Beauftragten für Personen-, Sach- und Vermögensschäden ist ausgeschlossen.

## Bildnachweis

Covermotiv: Bigstock/Eskymaks
Innenteilmotive: iStockphoto: 48 (selvanegra), 209 (Lyndon Stratford); Privatarchiv Dr. med. Ulrich Strunz: 9; Shutterstock.com: 11 (Shutterstock.com / fizkes), 17 (Valentyna Chukhlyebova), 31, 33 (Designua), 37 (Juan Gaertner), 40 (Suthikait Teerawattanaphan), 53 (LightField Studios), 67 (wk1003mike), 70 (Double Brain), 92 (Cook Shoots Food), 94 (Kotin), 102 (1168group), 125 (Peter Kotoff), 129 (Jacob Lund), 145 (medicalstocks), 155 (Nasky), 160 (Kateryna Kon); Winzen, Kim: Umschlaginnenseite und 43 (nach einer Vorlage von Shutterstock.com/Olivier Le Moal), 45 (nach einer Vorlage von Shutterstock.com/ShadeDesign), 74 (nach einer Vorlage von Statista 2022), 75 (Kim Winzen), 110 (nach einer Vorlage von Shutterstock/Zerbor), 181 (Kim Winzen)

dr. med. ulrich
strunz

# das stress weg buch

## Das Geheimnis der Resilienz

**Was Stress mit unserem Körper macht – und wie wir ihn von innen abstellen können**

HEYNE <

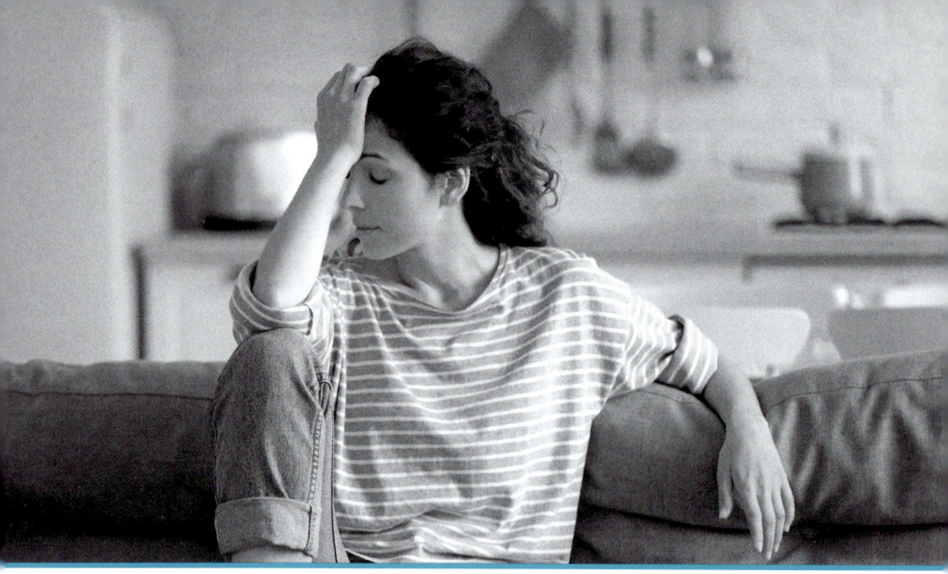

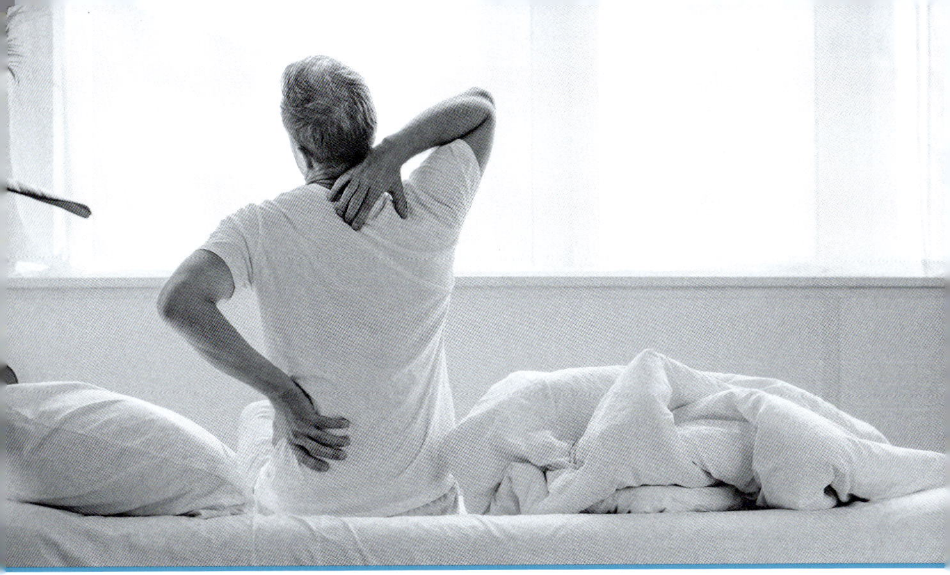

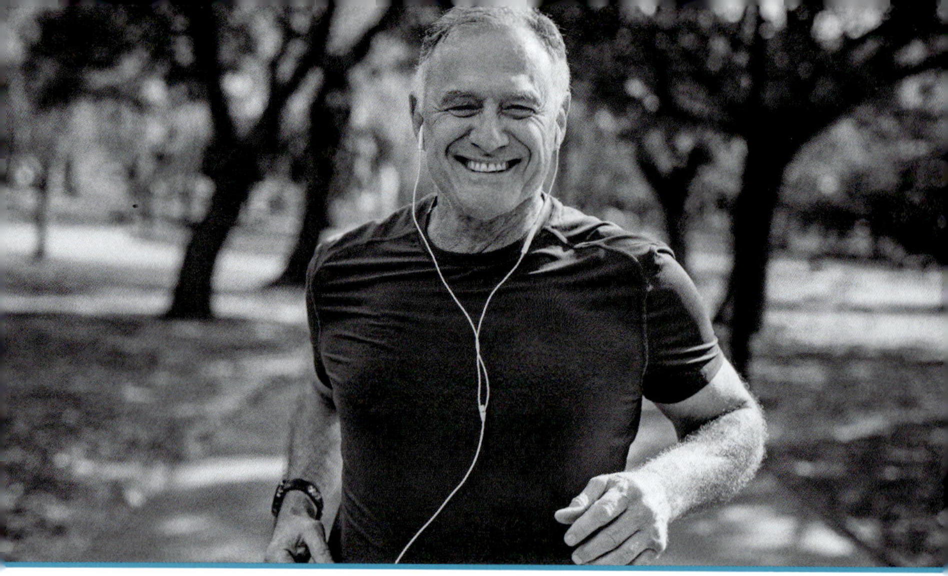

## III – Weg mit dem Stress

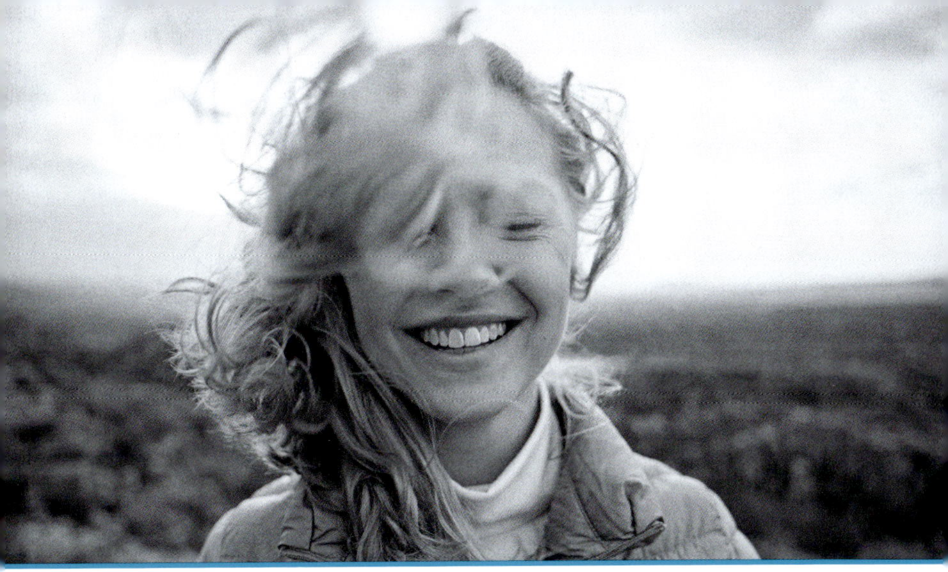

## IV – Resilienz leben

# Erst mal auuusatmen

Ich liebe Stress. Ich brauche ihn. Ich lebe mit ihm. Er gibt mir Feuer und Lebensenergie für meine Arbeit in der Praxis, das Training und die Analyse Ihrer Blutwerte. Power für die tägliche Durchsicht medizinischer Studien, für die Arbeit an den News und an Büchern wie diesem. Das ist guter Stress. Das ist *mein* Stress. Den mache ich mir selbst. Und das ist der Unterschied zu dem Stress, von dem Sie mir oft berichten.

Permanent Zeitdruck im Job, Prüfungsstress in der Uni, Ärger im Haus. Obendrauf noch das kaputte Auto, das nervende Telefon, und immer ist irgendwo Baustelle. Nichts davon haben Sie gewählt. Nichts davon hat irgendwer unter Kontrolle. Dieser Stress ist unser »Normal«. Dieser Stress macht viele krank. Aber nicht alle.

Es gibt diese Menschen, denen Stress nichts ausmacht. Die wie unter einem unsichtbaren Schutzschirm leben. Wie machen die das? Kann man das nachmachen?

Natürlich kann man. Was genau dahintersteckt und warum auch Sie das schaffen können, darum geht es in diesem Buch.

Die Themen Stress und Resilienz brennen uns in dieser Zeit besonders auf den Nägeln, doch eigentlich fordern sie uns seit Jahrzehnten. Als ich mich gerade als Arzt niedergelassen hatte, kam meine allererste Patientin und beklagte sich – für mich unvergesslich – im ersten Satz: »Herr Doktor, ich bin innerlich so unruhig.« – Autsch.

Da hatte ich 17 Jahre Universitäts-Ausbildung hinter mir, war Internist, Radiologe, Gastroenterologe, Laborarzt, und wurde jäh und unerwartet mit der Realität konfrontiert. Fand also kein kompliziertes autoimmunes Geschehen, auf das ich bestens vorbereitet war, sondern Alltag. Stressbedingte, innere Unruhe.

Ein mir heute mehr als vertrautes Leiden. Seitdem habe ich hundertfach erfahren, wie Sie mit Ihrer inneren Unruhe im Stich gelassen werden. Wie typische Ratschläge wie »Urlaub«, »Kürzertreten« oder »Sauna, dann kalt duschen« völlig an der eigentlichen Lösung vorbeigehen. Denn die Lösung liegt tiefer: in Ihrer Körperchemie.

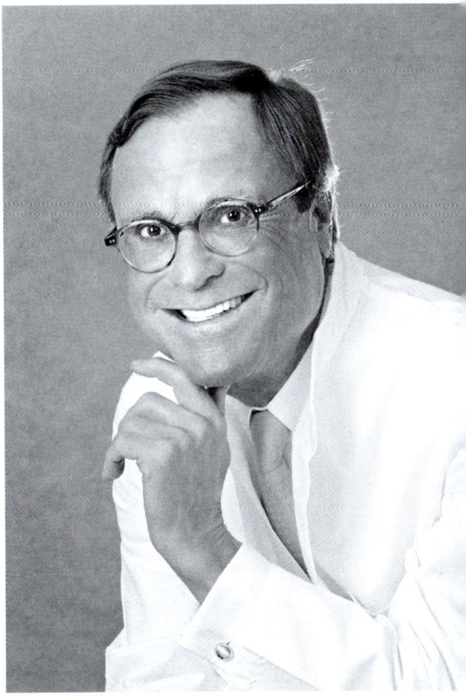

## Stimmen die Moleküle, stimmt der Mensch.

Zwar bringt Stress Ihre Moleküle durcheinander: Immunsystem, Hormone, Stoffwechsel, Kreislauf, Organe. Zwar beschert Ihnen dieses Durcheinander Infektionskrankheiten, Gelenkschmerzen, Magengeschwüre und Bluthochdruck, sogar Burn-out und Depression. Aber hier kommt die gute Nachricht: Das lässt sich aufräumen. Sie können Körper und Seele stärker machen. Viel stärker. Mit den richtigen Bausteinen aus der Ernährung, mit gesunder Bewegung und regelmäßiger Regeneration. Das Prinzip der menschlichen Widerstandskraft – Resilienz meint genau das – ist in der Natur angelegt. In uns allen. Wir müssen nur aufhören, sie zu verhindern. Auuusatmen ist ein guter Anfang …

Viel Erfolg und noch mehr Freude dabei wünscht
Ihr

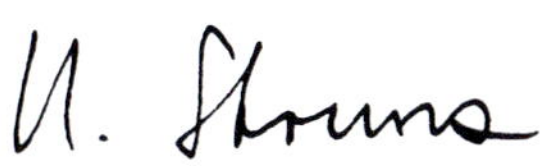

# I

# KRANK DURCH STRESS?

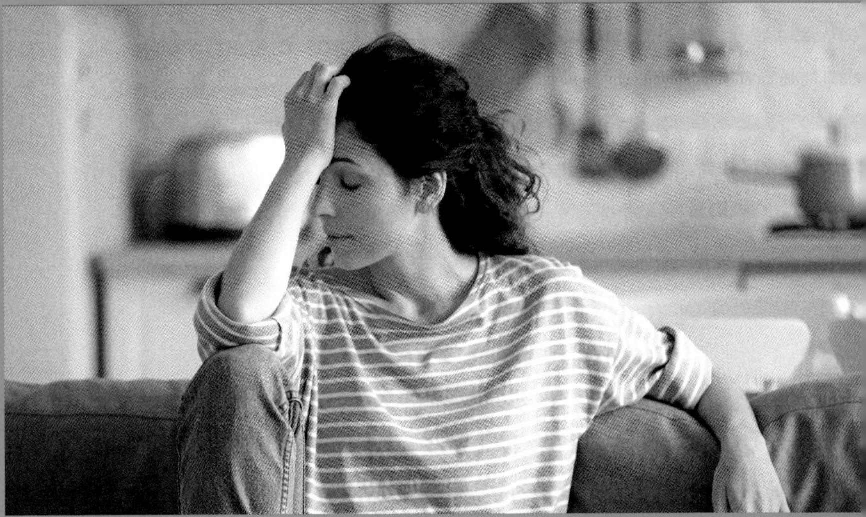

Bluthochdruck, Infektionen, Schmerz: Mindestens die Hälfte aller Patienten kommt mit Krankheiten zum Hausarzt, die eigentlich Symptome widriger Lebensumstände sind. Stress und Druck von außen, von innen kommen seelische Not und Angst dazu. Beides macht krank, das eine bedingt das andere. Und das ist sogar eine gute Nachricht. Es bedeutet, dass wir dem Stress nicht ausgeliefert sind, sondern aktiv gegen ihn antreten können. Körperlich mit gutem Essen und Bewegung; seelisch mit Mentaltraining.

# Was Stress ist – und wie wir ihn abstellen können

Jung ist er, engagiert, mit 1,7 Millionen Youtube-Fans hoch erfolgreich, augenscheinlich fit, und dann erzählt Julien Bam im *Spiegel*-Interview:

> »Ich habe Blut gekotzt.«

Da schlucke ich. Blut gekotzt?

> »Ich hatte 18-Stunden-Tage, vor und hinter der Kamera. Dreimal war ich im Krankenhaus wegen Burn-out, zweimal davon über Nacht. Ich habe Blut gekotzt (…) und war tagelang paralysiert, ich habe zu den Ärzten gesagt: Ey, kriegt mich bitte, bitte einfach wieder fit. Ich hatte mir vorgenommen runterzukommen, zu chillen, habe den Plan aber verfehlt. Danach wurde es nur noch heftiger. Ich bin auf jeden Fall prädestiniert dafür, mir mehr aufzuschultern, als ich tragen kann. Das ist ein großes Thema von mir …«

Am gleichen Gespräch nimmt Rezo teil, blaue Haare, 470 000 Fans auf Youtube. Im vergangenen Jahr machte er öffentlich, was andere lieber verschweigen: Panikattacken.

> »Ich hatte Angst, gleich würde etwas Schlimmes passieren. Als ob ein Tiger hinter einem her ist, aber da war nichts. Dazu kam Depersonalisation, also das Gefühl, ich würde mich nicht selbst steuern. Ich dachte: Was, wenn ich zwei Schritte nach vorn gehe, über dieses Geländer, und mich in den Tod stürze? Ich hatte das Riesenglück, dass ich an dem Abend nicht allein war.«

Was ist da los? Was treibt diese jungen Menschen in den körperlichen Zusammenbruch, in die psychische Störung? Die Lust auf Geld, die Sucht nach Anerkennung seien es nicht, sagen sie. Vielmehr »die eigene Erwartungshaltung an uns selbst« (Bam), es sei »der intrinsische Drang, etwas zu erschaffen« (Rezo), und dann … . (zit. nach Kühn 2021)

> »… kippt es und wird zu Stress. Der kann alles mit dir machen. Eine Zeit lang war ich so Pharmaboy-mäßig unterwegs, hab hier ein bisschen Ibuprofen eingeworfen, dort etwas Aspirin. Irgendwann habe ich gesagt, Alter, das kann doch nicht dein Leben sein!«

## Krank durch Stress

Man muss diese Jungstars weder kennen noch mögen, um den spannenden Punkt zu verstehen: grenzenloses Leistung-bringen-Wollen. Kenne ich von meinen Leistungssportlern. Intrinsischer Drang. Diese Unruhe. Dieser Druck von innen.

Dazu kommt der Druck von außen. Bei Youtubern sind es Fans und Werbekunden, die jeden Tag Leistung sehen wollen und Druck machen, wenn keine kommt. Bei Unternehmensgründern sind es die Investoren. Und bei Ihnen? Mag es die fordernde Chefin sein oder der nervende Kunde, die nölige Geschäftspartnerin oder der Chaos-Klassenlehrer, die verbretterte Systemadministratorin oder der tägliche Paketbote, und dann steht da auch immer noch, vorwurfsvoll, der Rasenmäher.

Was wen wie stresst, ist höchst verschieden. Zuckelt ein Mähdrescher über die Bundesstraße, pfeift sich im Wagen dahinter der Erste ein Liedchen, während der Zweite flucht und der Dritte einen Schreikrampf kriegt.

Stress ist subjektiv. Jeder Hypothalamus – das oberste Stress-Rechenzentrum in Ihrem Hirn – reagiert anders. Das gilt nicht nur für die Herkunft von Stress (von außen oder innen), sondern auch für die Wahrnehmungsebenen (Körper oder Seele). (Rensing et al 2013, S. 7):

- **Seele**: Zu den psychischen Stressauslösern zählen Gefühle wie Angst, Wut oder Einsamkeit – also Stress von innen. Dazu kommt Stress von außen durch Arbeitsbelastung, Streit und Isolation; mental fertigmachen kann uns aber auch Hitze, Kälte, Hunger oder eine hässliche Sporthose (Scham). Grob können wir hier *leistungsbedingte* und *soziale* Stressoren unterscheiden.
- **Körper**: Auf der physischen Ebene stressen uns, um nur wenige Beispiele zu nennen, Viren und Bakterien, Verletzungen und Übertraining, Entzündungen und Zellschäden, Krebs, Gift und Strahlen. Hier haben wir es mit *physikalischen* und *organischen* Vorgängen zu tun.

Stress lässt sich noch weiter sezieren. Aus medizinischer Sicht können wir auf verschiedenen Ebenen Stress erleben und auf mindestens ebenso viele Weisen darauf reagieren (angelehnt an Rensing et al 2013, S. 5ff):

- **Zellen** reagieren direkt z. B. auf Viren; misslingt die Abwehr, kommt es zu einer Infektion. Zellen reagieren außerdem auf *oxidativen Stress*. Dieser entsteht bei übermäßiger Bildung reaktionsfreudiger Sauerstoff- und Stickstoffspezies (ROS) im menschlichen Körper selbst, oder durch die Einwirkung von UV-Strahlung, Ozon, Stickstoffoxiden, verschiedenen Stäuben, Industriechemikalien oder Medikamenten. Vereinfacht gesagt, nehmen ROS zusätzlichen Sauerstoff in ihre Molekülstrukturen auf und haben deshalb überzählige Elektronen an Bord. Um diese wieder zu neutralisieren, reagieren sie mit den nächstbesten Protein- oder Fettmolekülen und zerstören dabei wichtige Strukturen – z. B. Zellmembrane.

- Der **Hormonspiegel** verändert sich unter dem Einfluss von chronischem Ärger- oder Angststress. Langzeitfolgen können Schlafstörungen sein oder Herzkrankheiten.
- Wenn **Nerven** permanent gereizt werden, kann es zu chronischen Schmerzen kommen.
- Der **Kreislauf** reagiert auf Hunger- oder Kältestress im Extremfall mit Ohnmacht.
- Stehen unsere **Organe** unter lang anhaltendem Stress, können sie sich krankhaft verkleinern oder vergrößern; die Nebennieren entwickeln langfristig Nebennierenschwäche oder sogar -erschöpfung.
- **Mental** kann permanenter Ärger- oder Angststress bis zur Depression führen.

Was viel zu wenig bekannt ist: Zwischen Seele und Körper gibt es jede Menge Wechselwirkungen. Grübeln wirkt tatsächlich ähnlich gefährlich wie Gift: beides löst körperlich spürbare Folgen aus wie Schlappheit, Appetitmangel oder Schlafstörungen. Und das führt uns gleich zum nächsten Thema:

*Psychoneuroimmunologen* erforschen die Wirkung von Stress auf Seele und Immunsystem und haben eine ganze Palette beeinflussender Größen gefunden (Rensing et al 2013, S. 271), weil sie andere Fragen stellen als Mediziner:

- Welche **Qualität** hat der Stress: Geht es um eine Prüfung oder ein Trauma?
- Welche **Stärke** hat der Stress: Nervt Nachbars Sittich oder will Ihre bessere Hälfte die Scheidung?

- Welche **Dauer** hat der Stress: Geht es um dreißig Sekunden Telefonwarteschleife oder dreißig Jahre Mobbing?
- Wie wird Stress **individuell bewertet**: Als notwendiges Übel oder tödliche Gefahr?

Ein Forscherteam um Rob Cross, Professor für Global Leadership am Babson College Wellesley, Massachusetts, hat am Arbeitsplatz noch mehr Stress gefunden und zwar den kleinen, gemeinen. Genannt Mikrostress. Laut Professor Cross stürmen täglich zwanzig bis dreißig dieser Mikrostressoren auf uns ein. Gemeint ist

- »Mikrostress, der Ihre **persönliche Leistungsfähigkeit** aufbraucht (also die Zeit und Energie, die Sie zur Verfügung haben, um mit den Anforderungen des Lebens umzugehen);
- Mikrostress, der Ihre **emotionalen Reserven** aufbraucht;
- Mikrostress, der Ihre **Identität** und Ihre **Werte infrage stellt**.« (Cross et al, 2020)

Da kommen mir sofort die typischen Sargnägel in den Sinn. Ganz sicher gibt es auch in Ihrem Leben Sargnägel. In meiner Zeit als Kassenarzt waren meine Sargnägel die Pharmareferenten. Das sind höfliche Menschen mit Aktentasche, die sich still ins Wartezimmer setzen, die sich dann ins Behandlungszimmer drängeln und etwas verkaufen wollen. Quaken ohne Punkt und Komma. Dauert jedes Mal zehn Minuten. Wenn Sie jeden Tag von 15 höflichen Aktentaschenmenschen vollgequakt werden, verlieren Sie zweieinhalb Stunden. Jeden Tag! Um diesen Megastress in Mikrostress zu schrumpfen, habe ich deren Redezeit auf 15 Sekunden reduziert. Dann ging's. Jedenfalls: Wenn wir nach all diesen Differenzierungen zwischen innen, außen, groß und klein Stress auf einen Nenner bringen wollen, landen wir bei zwei prominenten Adressen:

- Erstens bei **Hans Selye** in Wien (1907 bis 1982), dem Vater des sogenannten Strain-Konzepts. Er war der Erste, der von außen kommende Reize *(Stressoren)* auf biologische Systeme und deren Reaktionen *(Stress)* beschrieb. Und er war der Erste, der den anregenden und guten Stress *(Eustress)* von dem langfristig erschöpfenden und krankmachenden Stress unterschied *(Disstress)*.
- Und zweitens bei der **International Labor Organization** (ILO) in Genf. Die definierte im Jahr 2000: »*Arbeitsbedingter Stress liegt dann vor, wenn die Anforderungen die Bewältigungsmöglichkeiten überschreiten.*«

Schlicht, aber griffig. Wenn wir es noch kürzer fassen wollten, landen wir bei einem Bild. Kennen Sie alle. Es gehört zum Thema Stress wie das Amen zur Kirche: der *Säbelzahntiger*, wie er – riesengroß, mitten in der Eiszeit – unseren Vorfahr von hinten anspringt, dessen Stresshormonspiegel hoch und ihn in die Flucht jagt.

Ein zwar unangenehmer Zeitgenosse, der allerdings – meine Meinung – ein wenig überschätzt wird. Und der, weil er so schnell wieder weg ist, mit seinem Angriff auch weniger erklären kann, als man immer meint. Deshalb habe ich später noch ein zweites Bild für Sie. Wir treffen dieses zweite Bild und auch den Säbelzahntiger im Kapitel »Was Stress in unserem Körper anstellt« noch einmal hautnah.

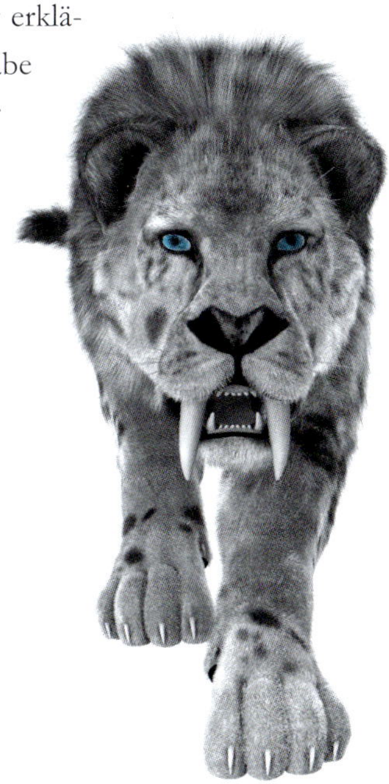

Jetzt haben Sie eine erste Vorstellung, was Stress ist. Für jeden von Ihnen sehr viel existenzieller ist jedoch die Frage, was Stress mit Ihnen macht. Zumindest dann, wenn Sie ihn machen lassen …

## Absturz ins schwarze Loch

Lockdown, Absatzeinbruch, Steuerprüfung. Homeschooling, Zoom-Fatigue, Lieferengpass. Virus, Waldbrand, Hochwasser … Und das Geschäft muss weiterlaufen. Das geht nicht spurlos vorbei, an niemandem. Laut einer Studie von Michael Freeman, University of California San Francisco School of Medicine, leiden Gründer doppelt so häufig an Depressionen, sechsmal so häufig an ADHS, dreimal so häufig an Drogenmissbrauch und zweimal so häufig an Selbstmordgedanken wie eine demografisch ähnliche Vergleichsgruppe. Freeman zufolge ist die Hälfte aller US-amerikanischen Unternehmer psychisch am Ende. (Morris 2021)

Statistiken fehlen, doch die Vermutung liegt nahe, dass es hiesigen Topmanagern nicht besser geht. Viele von ihnen machen sich mit ihrem Work-hard-und-sonst-nix-Lifestyle selbst zur Risikogruppe: »Männer deutlich jenseits der 40«, so bringt es das *Manager Magazin* auf den Punkt, »die permanent zu wenig schlafen, in ein enges Terminkorsett gepresst durch die Lande hetzen und selten zur Selbstreflexion neigen, sind in der Überzahl. Scheinbar unbesiegbare Superhelden, bis sie dann oft komplett ausfallen.« (Müller et al 2020)

Nennt sich *Burn-out.* »Modekrankheit«, sagen Sie? Und meinen: »Hat ja wohl jeder 80-Wochenstunden-Manager. Gehört zum guten Ton. Betont bloß die eigene Wichtigkeit. Die sollten sich mal zusammenreißen …« Viele von Ihnen denken so, bis es Sie selbst erwischt. Bis Sie am eigenen Leibe merken – merken müssen! –, dass Burn-out nicht einfach Überforderung ist. Gehetztes Leben. Verzweifelt wirre Gedanken. Sondern tatsächlich das, was Betroffene beschreiben: das tiefe schwarze Loch.

Da stecken Sie dann drin. Und da gibt es kein Entkommen. Da gibt es keine frommen Wünsche. Da gibt es kein Zusammenreißen. Da sind Sie … ziemlich hilflos. Und das hat nichts mit Willensschwäche zu tun. Sondern mit messbaren Prozessfehlern im Stoffwechsel, mit schlecht reparierten Hackerangriffen auf Ihr Immunsystem und mit

Materialverschleiß auf Molekülebene. Was sich in Ihren Laborbögen dann deutlich zeigt:

- zu hohes Stresshormon **Cortisol**,
- zu hohe **Titer** nach Mononukleose (ausgelöst durch das Epstein-Barr-Virus),
- massive Defizite im **Aminogramm** (das Messergebnis Ihrer Eiweißversorgung, analysiert im Blut).

Tatsächlich ist Burn-out zunächst nur der dritte Punkt. Und der wird in aller Regel in Deutschland nicht gemessen. In kaum einer Arztpraxis. Und wenn, braucht man zur Interpretation einige Erfahrung. Wenn nämlich Aminosäuren fehlen, also die Grundsubstanz Ihrer Existenz, die Bausteine jeglicher Körperstruktur, auch der Hormone, haben Sie einen

**Burn-out des Körpers.**

Viel schlimmer als Ihr empfundener Burn-out. Wenn der Körper nicht mehr kann, heißt das normalerweise … tot. Zumindest schwer krank. Und genau das ist das Empfinden Ihres Körpers in diesem Moment. Dass unter diesen Aminosäuren zwei mental wirksame sind, nämlich Phenylalanin, Vorstufe von Dopamin, Ihrem Antriebshormon, sowie Tryptophan, Vorstufe von Serotonin, Ihrem Glückshormon, erzeugt dann Ihr subjektives Empfinden: Auch die Seele kann nicht mehr. Gleichzeitig haben Sie also auch einen

**Burn-out der Seele.**

Wie viel schlimmer kann es dann noch kommen? Ich nenne das die absolute Hölle. Und genau das empfinden Burn-out-Patienten. Die nur selten von ihrem Umfeld verstanden werden. In schwarze Löcher kann man von außen nicht reingucken.

## Was hinter dem Burn-out steckt

Der Auslöser? Wie gesagt: Lieferengpass für Glückshormone, weil der Körper keinen Zugriff auf die Bausteine für ebendiese Glückshormone hat. Und warum hat er keinen Zugriff? Weil er in Ihrem Körper keine Bausteine finden kann. Keine Aminosäuren, also die Moleküle, aus denen sich Protein zusammensetzt. Eiweiß. Und warum fehlen die? Das frage ich mich auch immer.

So falsch kann man gar nicht essen, dass plötzlich alle Aminosäuren fehlen. Es sei denn, Sie ernähren sich – vielleicht als orthodoxer Veganer – hauptsächlich von Gurke. (Bitte nicht!)

In der Regel jedoch ist dieser dramatische Mangel an *Aminosäuren* Folge von viel zu lang anhaltendem Stress. Das habe ich am eigenen Leib erfahren nach meinem Radunfall, bei dem ich haarscharf am Tode vorbei auf den OP und dann ins Gipsbett segelte. Stress hieß bei mir unerträglicher Schmerz. Tag und Nacht. Monate, Jahre. Sie ahnen, wie dann mein Aminogramm aussah. Daraus habe ich gelernt. Und seitdem analysiere ich leidenschaftlich, wie viele Aminosäuren sich in Ihrem Blut herumtreiben. Oder auch nicht. Denn falls nicht, ist das der erste Hinweis auf Burn-out. Gefunden im Labor, in Ihrem Blut.

Der zweite Hinweis kommt aus dem Regal der *Hormone*. Etwa 50 verschiedene Hormone steuern in Ihrem Körper alles, worüber Sie kaum nachdenken: wann Sie wach werden und wann müde, wie sehr Sie Lust auf Sex haben oder nicht, ob Sie im Stau hinter dem Mähdrescher cool bleiben oder austicken. Bei Burn-out-Patienten rechnet jeder mit erhöhtem Stresshormon Cortisol. Klar. Hat sich herumgesprochen. Was aber viele nicht wissen: Nach Dauerstress erschöpft sich die Cortisolproduktion. Plötzlich ist der Wert sogar auffällig tief.

Und wenn sich der Arzt nicht auskennt, lobt er den Patienten wegen des »erfreulich tiefen Stresshormons«. Erfreulich? Pustekuchen. Nebennierenschwäche und chronische Erschöpfung sind nicht erfreulich, sondern Sargnägel.

## Wie viel Cortisol ist zu viel?

Die im Blutserum messbaren Cortisolwerte schwanken im Laufe des Tages.

- 7 bis 9 Uhr: 45 bis 225 µg/l,
- 15 bis 17 Uhr: 30 bis 165 µg/l.

Der von mir empfohlene Zielbereich liegt bei unter 100 µg/l, am besten bei 50 µg/l. Zu erreichen per Meditation und mit langen Läufen.

Der dritte Hinweis steckt in Ihrem *Immunsystem*. Dass dort häufig hohe Titer nach Mononukleose, also dem Epstein-Barr-Virus auftauchen, ist überhaupt kein Wunder. Der ist nur ein Parameter. Ein Fingerzeig. Der sagt mir: Das Immunsystem ist völlig kaputt. Jedes Virus – Epstein-Barr-Virus EBV, das Humane Papillomvirus HPV, jedes Influenza-Virus – hat jetzt freie Bahn. Diese Messung ist nur noch das Tüpfelchen auf dem i.

Aminosäuren, Stresshormone, Immunsystem: Burn-out ist präzise messbar. Und natürlich heilbar. Denn, was sich immer noch nicht überall herumgesprochen hat: Eigentlich geht es immer nur um einen einzigen Faktor, und der heißt Aminosäuren. Die 3-D-Puzzleteile der Proteine. Auch genannt Eiweiß. Warum das so ist, ergibt sich aus den jahrtausendealten Bauplänen für Hormone, Enzyme, Neurotransmitter und Co.: Die bestehen alle aus Eiweiß. Ihr gesamtes Immunsystem besteht fast komplett aus Eiweiß. Natürlich nur dann, wenn Sie sich etwas mehr gegönnt haben als nur Gurke. Die Griechen wussten's schon:

**Proteo heißt: Ich stehe an erster Stelle.**

Von der Schulmedizin wird das häufig immer noch nicht verstanden. Da greift man zu Fluspi-Stechampullen gegen Depressionen, zur Beruhigung zu Tavor-Tabletten, man rückt Ihren Glückshormon-Haushalt zurecht mit Serotonin-Wiederaufnahmehemmern (Fluoxetin, Escitalopram, Paroxetin, Citalopram, Sertralin) oder mit Serotonin-Noradrenalin-Wiederaufnahmehemmern (Venlafaxin, Duloxetin, Milnacipran) oder katapultiert Sie per Pille in schweren Schlaf (mit Diazepam, Lorazepam, Temazepam). Und dann wundert man sich tatsächlich über Abhängigkeit, über Gewichtszunahme und in der Partnerschaft über tote Hose.

## Zurück ins Leben

Gut. Manchmal mag Pharma das Schlimmste verhindern. Die ersten Meter heraushelfen aus dem schwarzen Loch. Zunächst. Aber die ganze Lösung ist das nicht. Kann es nicht sein, und das lässt sich erklären mit einem Besuch bei IKEA.

Wenn Ihr Auto stottert und Sie fahren damit zu IKEA, kommen Sie mit einem Schränkchen im Kofferraum nach Hause. Nur … das Auto stottert immer noch. Selbstverständlich. Sie hatten sich wohl die falsche Adresse ausgesucht. So ist das auch mit der Schulmedizin. Kein Vorwurf. Sie würden IKEA auch keinen Vorwurf machen.

Der Unterschied liegt auf der Hand: Ein Selbstbauhaus gibt Ihnen etwas, das Ihr Leben kurzfristig ein wenig aufmöbelt. Ein klappriges Schnäppchen. Und die Autowerkstatt schaut unter die Oberfläche. Füllt auf, was wirklich fehlt. Und öffnet Ihnen damit das, was Ihnen wirklich weiterhilft: eine neue Lebensperspektive.

## Heilung von Grund auf

Mit einem Laborbogen voller Blutwerte in der Hand wird Heilung machbar. Die leidige Suche nach *der Ursache* entfällt, die ja nie mehr sein kann als ein Stochern im Nebel: Stress im Beruf, Mobbing, belastende familiäre Verhältnisse, aber auch falsches Essen, zu viel Kaffee, ein anhaltender Virusinfekt und so weiter. Stressoren sind überall! Wo soll man da anpacken?

Mit Ihren Blutwerten auf dem Tisch wird sie völlig gleichgültig, die Ursache. Wenn wir es schaffen, den Körper mit optimierten Blutwerten wissenschaftlich fundiert und kontrolliert mit Stress-Resilienz aufzupumpen – sagen Sie gerne auch: Energie –, dann tritt der ohnehin meist unentdeckt bleibende Stressor in den Hintergrund. Wird egal. Kommt nicht mehr zum Tragen. Und Sie haben endlich wieder, was Sie sich wünschen: Power, Leichtigkeit, ein lockeres Leben.

Beispiel Herzrhythmusstörungen: Kann vielerlei Ursachen haben, von Sauerstoffmangel bis Entzündung oder Narben im Herzmuskel. Na und? Wenn Sie die elektrischen Ströme im Herz beruhigen mit Kalium, Magnesium, wenn Sie zusätzlich Sauerstoff anbieten mit Arginin, kommen die Herzrhythmusstörungen »nicht mehr durch«. Sie merken sie nicht mehr. Ziel erreicht.

Genau das Prinzip finde ich in der Mail einer meiner Patienten wieder. Das Prinzip heißt Blutanalyse. Daraus resultierend Einnahmepläne mit den Molekülen, die Sie zum Leben brauchen – von A wie Arginin bis Z wie Zink. Er schreibt:

> »Alles, was Sie prognostiziert haben, ist eingetreten! Restless Legs weg nach ein paar Tagen! Kalte Hände deutlich besser. Juckreiz in den Augen besser, aber noch nicht gut. Allgemeine Erschöpfung stark verbessert. Einschlafen besser. Kein Heuschnupfen. Hüfte und Lendenwirbelsäule besser. Sportliche Leistung verbessert, Muskeln an den Armen auf einmal sichtbar!«

Natürlich läuft der junge Mann täglich. Natürlich macht der auch Krafttraining. Natürlich hat der auch seine Ernährung verändert, über Alkohol nachgedacht. Aber genauso natürlich erst, als ihm die Nahrungsergänzungsmittel – kurz NEMs – streng nach Schema mehr Lebensenergie geschenkt hatten. Und als dann noch unerwartete Erfolgserlebnisse (Restless Legs, kalte Hände) eintraten, er auch innerlich überzeugt war von der Sinnhaftigkeit. Erfolg gebiert neuen Erfolg.

Und spart viel Gerenne von Pontius (Neurologe, Allergologe, Schlaflabor) zu Pilatus (Orthopäde, Sport-Mediziner, Psychoanalytiker). Gespart! Verdankt er alles ein paar »Pillen«. Könnte man meinen. Tatsächlich steckt dahinter Molekularmedizin. Wenn Sie wollen Biochemie. Reine, pure Naturwissenschaft.

Ich darf das immer wieder betonen, weil die hier genannten Fachärzte exakt andersherum argumentieren: So ein paar lächerliche Vitamine … da machen wir besser eine Desensibilisierung! Da pflanzen wir ihnen lieber eine neue Hüfte ein! Für mich sind das alles nur IKEA-Schränkchen.

Molekularmedizin dagegen macht einen grundsätzlichen Unterschied auf der organischen Ebene: angefangen bei der Gesundheit Ihrer Neurotransmitter und Enzyme, Ihrer Blutzellen und Abwehrkräfte bis hin zu Ihren Knochen, Muskeln, Organen. Ist Molekularmedizin damit eine »Alternativmedizin«? Etwas völlig anderes als »Schulmedizin«?

## Wissenschaft statt »Alternativmedizin«

Molekularmedizin ist zwar eine (relativ) neue Kunst des Heilens. Ja, durchaus. Aber sie baut sehr wohl auf das auf, was Sie Schulmedizin nennen. Und dann geht sie meilenweit darüber hinaus.

Das Bemerkenswerte daran ist, dass sich diese neue Medizin zurückbesinnt auf die Naturwissenschaft. Auf die Messung im Labor. Auf die unangreifbaren Tatsachen. Und eben nicht ins Nebulöse abschweift, nicht pendelt, nicht Zuckerkügelchen rollt, eben nicht »Alternativmedizin« ist. Sondern Wissenschaft. Und messbar wirkt. Lesen Sie selbst:

> »Es geht mir besser denn je. Die dauerhafte Müdigkeit und die daraus resultierende Antriebslosigkeit sind weg … Ich muss mich abends nicht um 19 Uhr ins Bett verkriechen, weil ich einfach nicht mehr auf den Beinen stehen kann. Ich bin wach, fit und wieder konzentriert. Auch meinem geliebten Sport kann ich jetzt sogar morgens in der Frühe nachgehen. Es ist, kurz gesagt, **Lebensqualität**. Ich bin wieder unter den Lebenden. Das ist doch was, ich bin sehr dankbar, die Blutanalyse gemacht zu haben.«

Und das vier Wochen nach der Analyse hier in der Praxis. Nur vier Wochen! Dabei ging es selbstverständlich nicht um einen Wert, eine einzige Zahl, sondern eben … wie fast immer um eine ganze Reihe von Abweichungen. Genau hier wird oft genug der Fehler gemacht. Man denkt sich: wahrscheinlich entleerter Eisenspeicher, misst tatsächlich ein Ferritin von nur 26 (statt 60 aufwärts), substituiert Eisen und ist enttäuscht über den nur mäßigen Erfolg. Ein Mangel kommt selten allein:

- **Ferritin** von nur 26 µg/l. Gesundheit beginnt ab einem Wert von 60 µg/l (bei Frauen).
- **Vitamin D** von nur 25. Gesundheit heißt 40 bis 80 ng/nl.

- **Omega 3** Quotient nur 3,89 %. Gemessen an allen Fettsäuren in den roten Blutkörperchen sollten die Omega-3-Varianten EPA und DHA insgesamt einen Anteil von 8 bis 11 % haben.
- **Vitamin B3** kaum auffindbar. Vorstufe von Nicotinamid-Adenin-Dinukleotid (NAD), der puren Energie.
- **Das katastrophale Aminogramm**. Praktisch nur Defizite und Schwachstellen. Wie soll so ein armer Körper ohne seine Hauptbestandteile funktionieren?

Laborbögen sind eine nüchterne Sache: Referenzwerte, Moleküle, Zahlen. Dennoch versteckt sich darin etwas Bewegendes. In meinen Augen das Schönste an obigem Befund ist die Tatsache, dass er Gefühle wie »wach«, »fit«, »konzentriert« auf messbare Tatsachen, auf Zahlen herunterbrechen kann.

Damit wird das Ganze verständlich und zugänglich: Stress reißt Lücken in Ihren Körper. Das zieht Ihre Seele ins schwarze Loch. Füllen Sie die Lücken auf, geht auch in Ihrer Seele die Sonne auf. Und das kann jeder nachmachen, der will.

Diese Erkenntnis verdanken wir nicht zuletzt einem der wohl wichtigsten Psychiater Deutschlands, Professor Florian Holsboer. Der war gelernter Chemiker und kam auf die durchschlagende Idee: nicht nur reden (die Mutter, das Trauma …), sondern messen! Kann ich aus meiner Praxis hundertfach bestätigen. Und buche diese Heilungsgeschichten ab unter »Glück«. Dem wiedergefundenen.

## Bauen Sie sich eine Mauer

Glück statt Stress. Auch darum geht es in diesem Buch. Es geht um nicht weniger als einen Perspektivenwechsel weg von der ewigen Klage über die Pandemie, die Projekte, die Pubertiere. Weg von der irrigen Vorstellung, Sie könnten dem Stress entkommen. Bestenfalls ganz ohne Stress leben. Sich ohne Stress scheiden lassen. Ohne Stress Ihren Job wechseln. Ohne Stress in ein besseres Leben auswandern, nach Neuseeland, Mecklenburg oder – ganz neue Idee – auf den Mars. Dann sei alles gut. Dabei wissen alle, dass die Lösung nicht im Auswandern liegt und auch nicht darin, den Telefonterror im Job zu beseitigen, die laute Umgehungsstraße hinter dem Haus oder die Schwiegermutter.

**Das Stress-weg-Prinzip heißt: sich unverwundbar machen.**

Eine innere Mauer bauen gegen den Stress. Einen unkaputtbaren Schirm aufspannen, an dem all die stressigen Anforderungen des Lebens abprallen. Wie man eine solche Mauer baut? Mit Logik.

Wenn ein Teil Ihrer Stressoren von außen kommt, dann brauchen Sie eine Mauer, die nach außen wirkt. Durch und durch stark, weil Sie Ihrem Körper erlauben, jedes Enzym, jedes Stresshormon, jede Immunzelle mit den richtigen Baumaterialien perfekt zu bauen. Wie Sie die bekommen? Nicht nur mit Aminosäuren, siehe oben. Am besten kreisen Sie den Stress dreifach ein.

Meiner Erfahrung nach kommen Sie so am schnellsten und besten auf die sichere Seite. Und raus aus dem Jo-Jo-Effekt zwischen billiger Entspannungs-App und zu viel Arbeit, der Sie nach kurzer Zeit doch wieder so fertigmacht, dass Sie – wieder siehe oben – »Blut kotzen«. Was ich Ihnen – ausführlich in Kapitel III – stattdessen vorschlagen möchte, besteht aus drei sehr einfachen Punkten:

- **Ernährung**: Sie kennen Magnesium, das Salz der inneren Ruhe. Tryptophan, das Ihnen inneren Abstand verschafft und einen souveränen Auftritt. Und Aminosäuren, aus denen Ihr Körper Ruhe baut, Glück und Energie.

- **Bewegung** repariert Ihre stressbedingt mit Methylgruppen verbauten Gene. Macht sie wieder frei und damit lesbar – und schenkt Ihnen Stärke. Mental und körperlich. Außerdem schafft ein festes Muskelkorsett auch mental ein dickes Fell.
- **Denken**: Einer meiner Glaubenssätze heißt »Ich liebe Stress!« Und das nicht erst seit Prof. Kelly McGonigal in einer Studie aus dem Jahr 1998 entdeckt hat, dass zwar Menschen mit Stress zu 43 Prozent häufiger sterben. Aber – das war neu – nur die, die *glaubten*, Stress schade ihrer Gesundheit. Der Glaube macht den Unterschied. (Kelly McGonigal: *Glücksfaktor Stress*. Trias Verlag 2018)

Ernährung, Bewegung, Denken: Klingt unspektakulär, ich weiß. Wirkt aber massiv.

## … und der Stress prallt ab

Sogar bei sogenannten »bipolaren Störungen«. Wer betroffen ist, wechselt zwischen Depression und manischer Fröhlichkeit. Ist in der Regel arbeitsunfähig. Verkriecht sich. Ausweg? Laut herkömmlicher Schulmedizin: Medikamente, Psychotherapie. Laut Molekularmedizin: Schalter im Gehirn umlegen. Interessiert? Hier die Heilungsgeschichte von Anett Oehlschlaeger, die ihre Erfahrungen nach ihrem Besuch in der Praxis detailliert aufgeschrieben hat: (Oehlschlaeger 2017)

> »In diesen sechs Monaten gingen für mich dramatische Veränderungen vor. Als Erstes hat sich mein Schlaf verbessert. Ich konnte schnell einschlafen und fühlte mich morgens ausgeruht und energiegeladen und kam ohne Probleme aus dem Bett. Wer schon mal Psychopharmaka genommen hat, weiß vielleicht, dass das morgendliche Aufstehen oft schwierig ist.
>
> Dann war es, als würde ich mental aus einem Winterschlaf aufwachen. Meine Energie nahm spürbar zu – aber eben nicht so, wie es sich bei einer

Manie anfühlt. Ich wurde fröhlich und beschwingt, ohne aufgedreht zu sein. Ich konnte mich viel besser konzentrieren, besser und schneller denken – ohne mich danach ausgelaugt und erschöpft zu fühlen. Mein Gedächtnis hat sich verbessert und auch meine Schlagfertigkeit.

**Stress, sonst mein größter Feind, perlte an mir ab.**

Ich konnte gelassen bleiben, wurde nicht hektisch, verlor nicht den Faden, konnte strukturiert weitermachen und ließ mich einfach nicht mehr aus der Ruhe bringen. Das war eine völlig neue Erfahrung. Ich ruhe in mir selbst und habe endlich meine Mitte gefunden.

Auch bewege ich mich schneller. Ich flitze die Treppen rauf und runter, quäle mich nicht mehr aus dem Sessel, sondern federe hoch und kann gar nicht mehr langsam gehen, so, als hätte ich ständig Rückenwind. Inzwischen fühle ich mich wie mit Mitte 30, also zwanzig Jahre jünger.«

Noch einmal: Der Stress prallt ab. Wer wollte das nicht? Bevor wir nun gemeinsam schauen, wie Sie aus Ihrem Stress herauskommen, lassen Sie uns einen Blick in den Körper werfen. Was genau stellt Stress da eigentlich an?

Spoiler: Die richtige Dosis Stress macht fit, zu viel Stress zieht Ihnen richtig brutal den Stecker: Stressbauch, Hirnschaden, Burn-out. Und das ist die gute Nachricht: Wenn Sie rechtzeitig umsteuern, kriegen Sie die Kurve.

# Was Stress in unserem Körper anstellt

Rückblende Eiszeit. Auftritt: Ihr Vorfahr. Also Sie. Gedrungen, friedlich und ziemlich haarig sitzen Sie da auf Ihrem Stein vor der Höhle, die Keule neben sich, und kauen an zwei Kilo tropfendem Mastodon. Plötzlich … der Säbelzahntiger. Wirft sein Auge auf den Happen Fleisch. Auf Sie. Maximal Stress. Maximal Adrenalin. Maximal Kraft in den Waden. Tunnelblick. Schnappatmung. Sexualtrieb und Verdauung gehen temporär außer Betrieb, wäre jetzt unpraktisch, muss warten bis später. Rennen, rennen, rennen. Dreihundert Meter, drei Kilometer, da, der rettende Baum. Ab auf den Wipfel. Auszittern. Durchatmen. Rückenpelz trocknen. Ausruhen. So lässt sich's immer wieder schön erzählen. Nur: Die Realität sieht anders aus.

## Wenn der Säbelzahntiger kommt

Wenn wir es heute mit einem Säbelzahntiger zu tun haben, ist der schwarz lackiert, hat 386 PS, drin sitzt mit frischem Führerschein ein Noah oder eine Naomi und nimmt uns, ganz plötzlich, die Vorfahrt. Maximal Stress. Maximal Adrenalin. Maximal Kraft in den Waden. Tunnelblick. Schnappatmung. Wegrennen geht nicht; man ist angeschnallt und hatte mit tätlichen Angriffen auf Fremdkühlerhauben höchstens mittelgute Erfahrungen. Also krallt man die Finger ins Lenkrad, schreit sich die Birne rot und steht danach noch zwanzig Minuten unter Strom. Vielleicht auch zwei Stunden.

Klar: Mit Strom aus Stresshormon klappt der Kampf ums Überleben besser als ohne. Nur: Gut fürs Herz ist das nicht. Übrigens auch im Büro nicht, wenn der Rechner schon wieder hängt, wenn die Klientin schon wieder anruft, wenn die nervige Führungskraft schon wieder ums Eck kommt. Das sind unsere Säbelzahntiger. Das ist Stress heute.

## Was die Organe tun, wenn der Tiger kommt

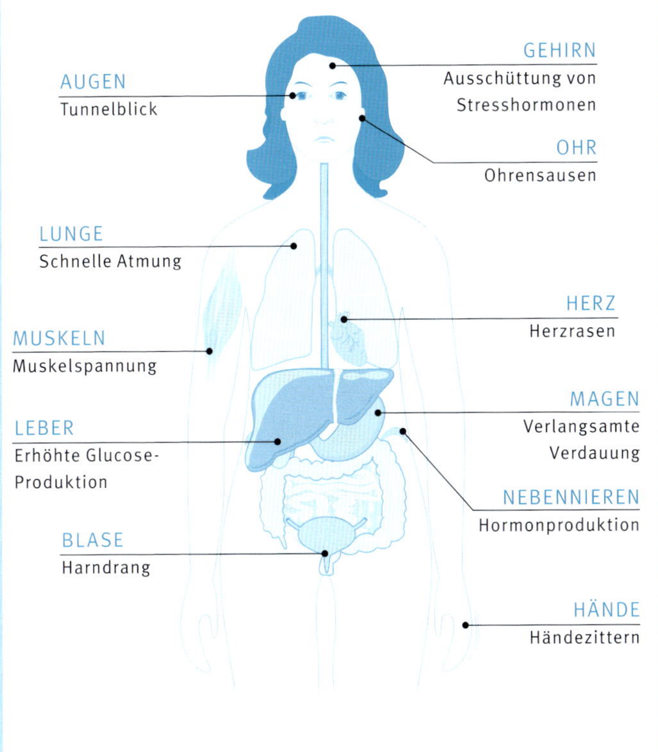

## Säbelzahntiger-Stress: Wie Stresshormone wirken

Was passiert da eigentlich, wenn's passiert? Lassen Sie uns das einmal in Zeitlupe anschauen. Was da passiert, nennt sich »schnelle Stressantwort«. Und die läuft, Schritt für Schritt aufgedröselt, ab wie folgt:

- **Sinne**: Stressor-Alarm – Sinne melden Störfall ans Hirn.
- **Limbisches System/SAM-Stressachse**: Sorgt für Ausschüttung von Noradrenalin über das Nebennierenmark (als Hormon) und im Gehirn (gleiches Molekül, jetzt aber im Einsatz als Neurotransmitter). Adrenalin wird ausgeschüttet, Aufmerksamkeit und Problemlösungsfähigkeit fahren hoch. Dies alles passiert in der sogenannten »sympathisch-adrenal-medullären Achse« (kurz: SAM).
- **HHN-Stressachse**: Ist der Störfall kein Spatz, sondern ein Säbelzahntiger, schaukelt sich die Stressantwort weiter auf bis zur sogenannten Hypothalamus-Hypophysen-Nebennieren-Achse (kurz: HHN).
- **Hypothalamus**: Das zentrale Stressrechenzentrum schüttet eine Art Stress-Starterhormon aus, genannt Corticotropin-Releasing-Hormon, kurz CRH, ein Eiweißmolekül. CRH schaltet das Hirn erst mal aus; denn zu langes Nachdenken stört bei Angriff und Flucht. Dafür springt die Wachsamkeit auf Alarmstufe Rot.
- **Hypophyse**: CRH löst in der nächsten Station – der Hirnanhangdrüse – die Ausschüttung von adrenocorticotropem Hormon (ACTH) und Beta-Endorphin aus.
- **Nebenniere**: Unter dem Eindruck von ACTH produziert die Nebennierenrinde Glucocorticoide. Dazu zählen die Stresshormone Cortisol und Corticosteron sowie Cortison.
- **Blutzuckerspiegel**: Das Stresshormon Cortisol lässt die Gluconeogenese anspringen. Treibt also den Blutzuckerspiegel hoch, damit wir losrennen, kämpfen oder zumindest hupen können.

- **Blutdruck**: Unter dem Einfluss von Adrenalin klopft das Herz schneller, Blut fließt vermehrt heraus aus temporär nutzlosen Körperteilen (Milz, Wangen, Hoden) und hinein in die jetzt am meisten nützlichen Körperteile (Bizeps, Waden, Schenkel). Wir atmen schneller, schwitzen.

## Wie Stresshormone wirken

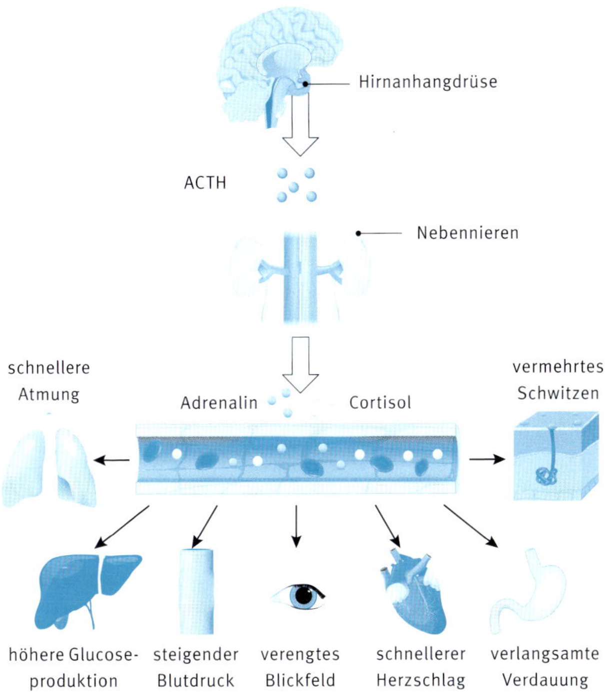

- **Immunsystem**: In Erwartung möglicher Verletzungen (Tigers Säbelzähne, Naomis Fußtritt, Noahs Faust) sinkt die Schmerzempfindlichkeit, und es erhöht sich die Verklumpungsfähigkeit des Blutes – um Blutverlust zu begrenzen. Um den Immunschutz zu stärken, werden weiße Blutkörperchen losgeschickt. Also die unspezifische Immunität, die untrainiert alles vernichtet, was nicht in den Körper gehört. Kurzfristiger, »guter« Stress boostet also unsere Immunabwehr. Auch Joggen und Sauna sind guter Stress. Daher der positive Effekt.

## Auch Knochen machen stressfit

Dass an der Stressantwort nicht nur Hormone aus der Nebenniere beteiligt sind, sondern auch noch ganz andere, das wissen wir erst seit Kurzem: Ein Team um Gerard Karsenty vom Columbia University Irving Medical Center entfernte Mäusen die Nebenniere und fand dann mehr *Osteocalcin* in deren Blut – das ist ein Hormon, das von Knochen produziert wird.

Schlussfolgerung: Damit Mäuse stressige Zeiten auch ohne Hilfe der Nebenniere überleben, stellt sich ihr Organismus auf ein Knochenhormon um. Um zu prüfen, ob dieser Prozess nun wirklich mit der Stressantwort zusammenhängt, spritzte das Team neun Nagern ohne Nebenniere das Knochenhormon direkt. Nach wenigen Minuten erhöhte sich die Körpertemperatur der Tiere, ihr Herz schlug schneller, ihren Muskeln stand mehr Zucker zur Verfügung. Bislang hatte man für diese Reaktionen vor allem das Stresshormon Adrenalin verantwortlich gemacht.

Als Nächstes wollte das Team um Karsenty wissen, ob das so auch bei Menschen passiert. So wurden zwanzig Testpersonen zu einer Aktion aufgefordert, die die allermeisten Menschen ziemlich stressig finden: öffentlich vor anderen sprechen. Prompt fand sich im Blut der

Sprecher bis zu 50 Prozent mehr Knochenhormon. Und mehr noch: Weil Zucker und Fett abgebaut wurden und die Leistung der Muskeln stieg, tauften die Forscher das Knochenhormon kurzerhand um in

**»Fitnesshormon«.**

Jetzt wird es spannend: Osteocalcin ist offenbar nicht nur in der Lage, physiologische Funktionen hochzuregulieren. Sondern zusätzlich dies so stark zu tun, dass es Alterserscheinungen umkehrt. Im Gehirn und im Muskel! Gemessen in der Maus. Dies zusammengedacht mit dem Fakt, dass das Knochenhormon typischerweise im Alter weniger wird, macht Osteocalcin nicht nur zu einem Stressfit-, sondern auch zu einem Anti-Aging Hormon. (Berger 2019)

Eine spannende Nachricht und die Steilvorlage zu Ihrer völlig berechtigten Frage. Wie schaffe ich es denn nun, dass mein Körper mehr von diesem Knochenhormon herstellt? Die Antwort ist verblüffend einfach: Vitamin K. Mit dessen Hilfe kann Ihr Körper Osteocalcin aufbauen. Gibt's in der Apotheke und in der Gemüsetheke – im Fach für Brokkoli. Doch zurück zum Säbelzahntiger.

## Sisyphus-Stress: Wenn Stress chronisch wird

Das Gute an Säbelzahntiger-Angriffen ist ihre Kürze. Der kommt, der sieht, der siegt oder geht wieder. Anders sieht es aus mit dem täglichen Stress im Job, in der Familie, im Verein, in der Stadt. Der kommt, der bleibt, der geht immer, immer weiter.

Auf der Suche nach einem griffigen Bild für diesen Stress landen wir weit weg vom Säbelzahntiger – mitten in der griechischen Götterwelt. Bei Sisyphus. Sie kennen den renitenten Halbstarken, für den sich die Götter eine fiese Strafarbeit ausgedacht haben: Sisyphus muss einen Riesenstein den Berg hochrollen. Immer kurz vor dem Gipfel poltert der Stein herunter, und die Plackerei geht von vorne los. Sie kennen das Wort **Sisyphusarbeit** oder **Sisyphusaufgabe**, das für eine schwere Tätigkeit steht, die weder Sinn noch Ende hat. Nennen wir den damit verbundenen Stress hier also **Sisyphus-Stress**. Kennen Sie alle.

Und was passiert in Ihrem Körper, wenn der über Jahre Steine rollen muss? Das hatte schon Hans Selye interessiert, den ersten Stressforscher überhaupt. Er entdeckte in seinen Tierexperimenten drei typische Stressphasen, die sich auf je andere Weise im Körper niederschlagen:

1. *Alarmphase*
2. *Widerstandsphase*
3. *Erschöpfungsphase.*

In der Alarmphase passiert die »schnelle Stressreaktion«, die wir uns unter dem Stichwort Säbelzahntiger schon angeschaut haben. Nach dieser Reaktion bäumt sich der Organismus auf: die Stressabwehr wird hochgefahren. Das kostet Energie. Poltert anschließend ein Stressor nach dem anderen auf den Organismus ein, läuft das System irgendwann in die Erschöpfung, bricht zusammen, stirbt. Das lässt sich im Körper konkret messen (vgl. Schweikart 2021):

**HHN-Achse**: Nach Rückzug des Säbelzahntigers schwingt sich der Körper normalerweise innerhalb von ein, zwei Tagen hormonell wieder in den entspannten Grundzustand zurück. Bei chronischem Stress passiert das nicht. Die HHN-Achse bleibt permanent im Ausnahmezustand.

**Nebennieren**: Im chronischem Stresszustand produzieren die Nebennieren permanent Stresshormone. Um die größeren Produktionsmengen zu schaffen, werden sie größer und größer, während gleichzeitig Thymus und Milz – beide wichtig für das Immunsystem – immer mehr schrumpfen. Bei lang anhaltendem, chronischen Stress gehen die Nebennieren mehr und mehr kaputt und produzieren dann zu wenig Cortisol – was zu neuen Problemen führt.

## Wie Zucker in die Zelle kommt

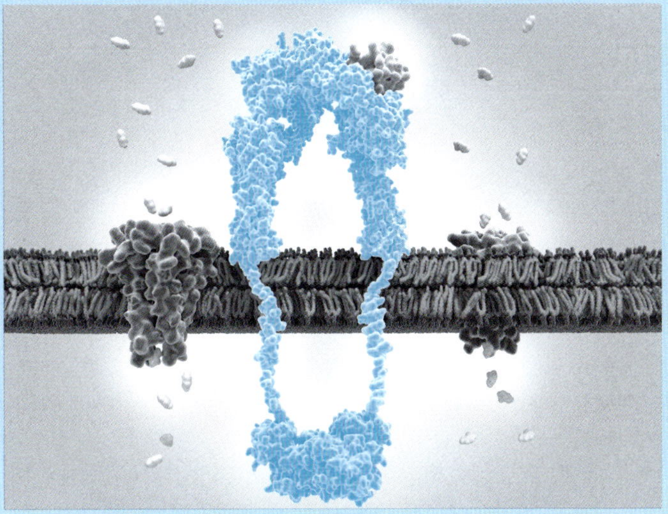

Der Insulinrezeptor (oval, in der Mitte) ist ein transmembranöses Protein, das durch Insulin (oben rechts auf dem Oval) aktiviert wird. Dies führt zum Transport von Glukose (die kleinen, schwimmenden Teilchen) in die Zelle, die durch einen Glukosetransporter (Kanäle rechts und links in der Membran) vermittelt wird. 3-D-Rendering.

**Blutzucker:** Das Stresshormon Cortisol sorgt dafür, dass mehr Zucker im Blut freigesetzt wird. Eigentlich, um mehr Energie für Kampf und Flucht bereitzustellen. Um den potenziell tödlichen hohen Blutzucker zu senken, produziert die Bauchspeicheldrüse vermehrt Insulin. Das überfordert die Zellen – sie werden für Insulin »blind«. Das ist der Anfang von Typ-2-Diabetes.

Weil insulinresistente Zellen dann nur noch schwer an Energie kommen, senden sie Heißhunger-Alarm ans Hirn. Das ist der Anfang von Übergewicht.

Sind nach langem Stress die Nebennieren überstrapaziert und schließlich kaputt, fehlt Cortisol, um Fettpolster abzubauen. Das führt zu schlechter Versorgung der Zellen mit Energie, zu Heißhunger-Alarm und zu noch mehr Übergewicht.

**Blutfett**: Unter dem Einfluss von zu viel Cortisol steigen Triglyceride und das »böse« LDL-Cholesterin an; das »gute« HDL-Cholesterin sinkt.

Nach Zusammenbruch der Cortisolproduktion wird Cholesterin in den Nebennieren kaum mehr zu Stresshormonen umgearbeitet und steigt noch mehr an. Und das ist der Anfang von Herz-Kreislauf-Problemen.

**Immunsystem:** Bei chronischem Stress und noch intakten Nebennieren regelt Cortisol das Immunsystem und die Schmerzempfindlichkeit so herunter, dass wir nicht sofort krank werden, sondern erst im Urlaub. Weil die Immunzellen aufblühende Entzündungsherde nicht sofort bekämpfen, kommt es zu einer Menge unangenehmer Stresskrankheiten: Magengeschwüre, Darmgeschwüre, chronische Entzündungen. Sind die Nebennieren schließlich kaputt und produzieren zu wenig Cortisol, geht das Immunsystem in die Knie. Außerdem steigt die Schmerzempfindlichkeit. Das ist der Anfang von chronischen Schmerzsymptomatiken.

**Schilddrüse:** Wenn aus den Nebennieren zu wenige Hormone kommen, versucht der Körper, andere Produktionsstätten hochzufahren. Das passiert in den Knochen – siehe das schon erwähnte Osteocalcin –, das passiert aber auch in der Schilddrüse. Für derartige Sonderschichten ist die Schilddrüse aber nicht ausgelegt, so geht auch sie vor die Hunde, und das ist der Anfang der chronischen Schilddrüsenentzündung Hashimoto Thyreoiditis.

**Sexualität:** Weil die Nebennieren nicht nur Stresshormone herstellen, sondern auch Sexualhormone, wirkt eine Nebennierenschwäche durch Stress direkt auf unsere Sexualität. Ergebnis: Die Zeugungsfähigkeit nimmt ab.

**Schönheit**: Stress kann man sehen. Chronischer Stress führt nachweislich zu grauen Haaren, zu Haarausfall, zu fahler Haut und zu brüchigen Fingernägeln. Es kommt noch schlimmer: Stress lässt den Bizeps schrumpfen, weil Cortisol den Einbau von Aminosäuren in die Muskeln stört. Und noch schlimmer: Zu viel Cortisol macht den Bauch fett, weil es das Fett dorthin umverlagert. Ist die Nebennierenschwäche erreicht und kippt das System um Richtung Cortisolmangel, kann es außerdem zu einem Mangel an Magensäure und zu Pankreasschwäche kommen. Und dann kann der Körper die wertvollen Aminosäuren und Fette, die Sie sich eigentlich gönnen wollten, nicht mehr vernünftig verdauen und auch nicht mehr in Ihren Sixpack einbauen. Stattdessen greift er auf Kohlenhydrate zurück. Verwandelt die in Fett. Und das ist der Anfang vom dicken, runden »Stressbauch«.

## Covid-Stress löchert Frisur

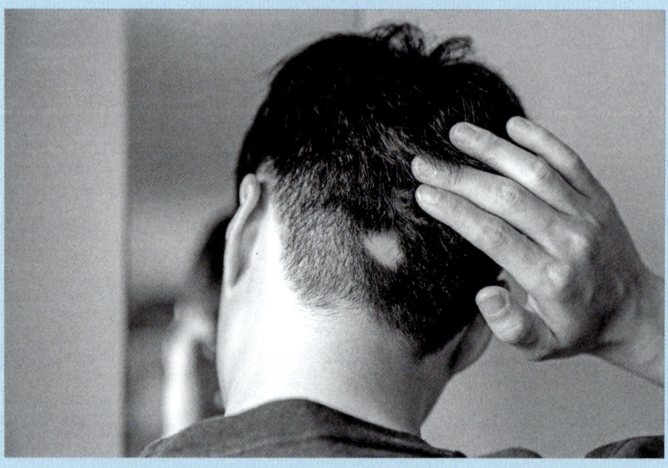

Bei US-Dermatologen melden sich immer mehr Patienten, denen plötzlich die Haare ausfallen. Diagnose: **Alopecia areata**, kurz AA, ist ein entzündlich bedingter Haarausfall in kreisrunden oder ovalen Formen auf der Kopfhaut. Viele der Patienten waren zuvor an Covid-19 erkrankt – der Haarausfall könnte also eine Spätfolge der Infektion sein. Weil aber nicht alle Covid-19 hatten, vermuten die Dermatologen, dass auch der mit der Pandemie einhergehende Stress dahinterstecken könnte.

In einer Erhebung zu den Spätfolgen einer Covid-19-Erkrankung berichteten 423 von 1567 Patienten von plötzlichem Haarausfall. Grund dafür könnte der bei einigen Patienten auftretende Zytokinsturm sein, so ein Bericht der New York Times (»Losing Your Hair Can Be Another Consequence of the Pandemic«, 24. September 2020, www.nytimes.com)

**Stimmung**: Zu viel Cortisol hemmt das Glückshormon Serotonin. Daher die schlechte Laune, daher aber auch der gestörte Schlafrhythmus. Serotoninmangel begünstigt Depressionen und Ängste. »Die Betroffenen erfahren die Welt bedrohlicher als andere«, schreibt Prof. Gustav Dobos, Universität Duisburg-Essen, »bei Männern schürt das die körperliche Gewalt, bei Frauen führt es eher zu Schuldgefühlen.« (Dobos 2021, S, 67).

**Gehirn**: Chronischer Stress kann sogar die Angstzentrale des Gehirns – die Amygdala – derartig überreizen, dass das Hirn an dieser Stelle schrumpft. Weil Cortisolmangel zu mehr Entzündungen führt, gerade auch im Hirn, leiden Nervenzellen und Synapsen. Leider wachsen auch weniger Nervenzellen nach. Deshalb nimmt das Gehirnvolumen insgesamt ab. Stress macht also tatsächlich blöd.

Bevor Sie jetzt schlechte Laune bekommen, hier noch eine gute Nachricht aus der Wissenschaft:

**Die zerstörerischen Wirkungen von Stress sind umkehrbar.**

Niemand muss nach ein paar Begegnungen mit neuzeitlichen Säbelzahntigern ein Leben lang als Opfer seiner gestressten Zellen, Nerven und Organe leiden. Selbst wer für sehr lange Zeit Sisyphus-Steine rollen musste, kann sich davon erholen. Die zerstörerischen Wirkungen von Stress sind weitgehend reversibel. Und die richtige Dosis Stress macht uns sogar stärker … Fragt man sich natürlich: Was ist die richtige Dosis?

## Wann ist Stress gesund – und wie viel ist zu viel?

Das Leben ist kein Kindergeburtstag, heißt es gern. Nur: Haben Sie schon mal einen Kindergeburtstag veranstaltet? Wenn Sie vorher nicht wussten, was Stress heißt, dann wissen Sie es nachher. Und feiern im nächsten Jahr trotzdem wieder. Und dann wieder. Und wieder … Stress gibt dem Leben Farbe, Stimmung, Schwung. Und die Stressreaktionen des Körpers und der Seele geben uns überhaupt erst die Power, einen Kraftakt wie einen Kindergeburtstag zu bewältigen. Hausbau, Projektabschluss, Unternehmensführung – all das geht überhaupt nur mit der richtigen Dosis Stresshormon. Logisch: Die Natur hat Stress nicht erfunden, um uns krank zu machen. Im Gegenteil: Stress hilft beim Überleben. So war es gedacht.

### Stress hilft beim Lernen

Kinder wollen lernen. Deshalb lieben sie guten Stress. Bei kurzem, gutem Stress schüttet das Hirn Noradrenalin aus. Das Stresshormon, das hilft, unsere Neuronen im Hirn so neu zu verschalten, dass wir auf neue Ideen kommen. Ohne Noradrenalin keine erfolgreiche Schnitzeljagd.

Das Stresshormon Cortisol kann sogar festgefahrene Verschaltungen im Hirn auflösen und hilft uns, neue Wege zu finden.

Dass Stress beim Lernen hilft, konnte der Kognitionspsychologe Oliver T. Wolf von der Ruhr-Universität Bochum in einem Experiment nachweisen. Er ließ Probanden zu einem fiktiven Vorstellungsgespräch antreten. Die Hälfte von ihnen vor einem Gremium, das mit kühlem Blick besonders kritische Fragen stellte. Was die Versuchsteilnehmer nicht ahnten: Eigentlich wollte der Forscher wissen, wie viele Gegenstände auf dem Tisch sie sich gemerkt hatten. Ergebnis: Die gestressten Probanden wussten mehr als die nicht gestressten. (Löffler 2018)

## Die Stresskurve

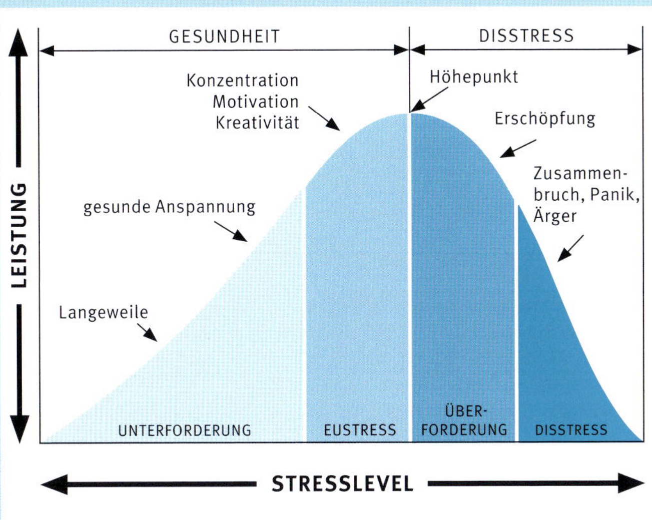


Wir brauchen guten Stress, Eustress, um uns wohlzufühlen. Jeder Mensch hält aber unterschiedlich viel aus, körperlich und seelisch, und bei jedem kommt der Punkt, an dem aus gutem Stress schädlicher Stress wird: DISSTRESS. Bleibt der lange bestehen, werden wir krank. Übrigens nicht nur dann, wenn uns alles zu viel wird. Sondern auch dann, wenn über lange Zeit überhaupt nichts passiert. Insofern ist es nicht einmal abwegig, wenn ein Kind – so kürzlich gelesen auf Twitter – in der Kirche kräht: »Mama, kann man vor Langeweile sterben?«

Nun ist jedes Job-Interview irgendwann zu Ende. Hört der Stress aber nicht auf und steigt Cortisol zu stark an, wirkt es neurotoxisch und macht das Hirn kaputt. Insbesondere die Areale, die wichtig sind für Emotionen und für das Gedächtnis. In der richtigen Dosis aber geben uns Stresshormone den richtigen Kick. Sie machen uns wach, innovativ und helfen dabei, dass sich neue Ideen in unseren Hirnverschaltungen festsetzen.

## Gesund bleiben dank Stress

Die richtige Dosis Stress heißt: Einmal die Treppe hochsprinten, zehn Minuten Sauna, ein Sprung in kaltes Wasser – schon tauchen sie auf, unsere Stresshormone. Für die Selbstheilung ein hoch erwünschter Effekt.

Firdaus Dhabhar, ein US-amerikanischer Verhaltens- und Stressforscher, konnte in seinen Studien zeigen, dass nach kurzem Stress Wunden schneller heilen und Antibiotika, Medikamente gegen Krebs und sogar Impfungen besser wirken. Anhand von Impfungen konnte Dhabhar seine These besonders eindrücklich beweisen: Er ließ einige Testpersonen auf dem Ergometer strampeln, andere nicht. Allen gab er eine Impfung und schaute sich dann die Immunantwort an. Klares Ergebnis: Wer sich beim Strampeln anstrengte, erlebte eine Stressantwort, dessen Immunsystem drehte auf, und das verbesserte die Immunantwort auf die Impfung. Sigrid Löffler, die diese Studie vor einiger Zeit im *Spiegel* vorgestellt hatte, fand für ihr Fazit eine sehr treffende Formulierung (Löffler 2018):

> »Im Zusammenspiel aller körperlichen und psychischen Reaktionen ist Stress damit eine Art **Kraftwerk**, das es dem Menschen überhaupt erst ermöglicht, Ziele, tägliche Herausforderungen und wohl auch soziale Situationen zu meistern und an ihnen zu wachsen.«

## Die Chemie der Gefühle

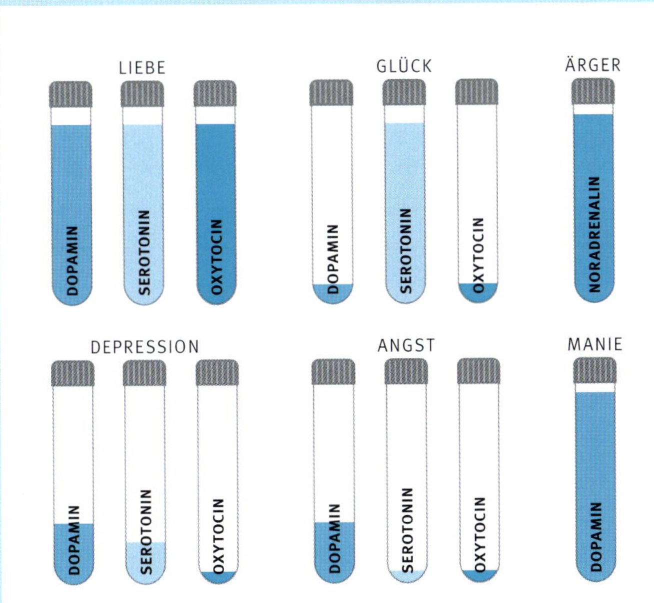


Es klingt ein wenig unromantisch – aber es ist Fakt: Jedes unserer Gefühle basiert auf simpler Chemie. Fühlen wir uns verliebt, strömen Dopamin, Serotonin und das Kuschelhormon Oxitocin durch unseren Körper. Bei Glücksgefühlen sprudelt Serotonin über, bei Ärger Noradrenalin, bei übertriebener Aktivität (Manie) Dopamin. Bei Depression und Angst ist mit der Chemie der Gefühle dann kaum mehr etwas los. Kein Wunder, dass sich Stress – Depression und Angst sind Folgen von Stress – für viele Menschen so furchtbar anfühlt.

Stress als Kraftwerk. Dieses Bild gefällt mir. Denn wenn ich so zurückdenke – Forschung, Praxis, Wettkämpfe –, hatte ich in meinem Leben immer Stress. Jedes einzelne Jahr. Oft waren die stressigsten Zeiten die besten, und große Aufgaben hießen nicht automatisch Stress. Im Gegenteil.

## Großes kann auch leicht sein

Stressige Zeiten, viel zu tun, viel Verantwortung – manche Menschen bringt das nicht aus der Ruhe. Fragt man sich: Wie machen die das? Die Antwort heißt: Kontrolle. Die Formel geht so: Je größer die Kontrolle, desto kleiner der Stress. Das gilt auch und vor allem für Chefs.

Es ist das Gefühl, die Dinge im Griff zu haben. Das ist es, was Menschen in Führungspositionen den Stress und die Angst nimmt, berichtet ein Forscherteam um Jennifer Lerner von der Harvard University (USA). 216 Personen wurden untersucht, zum einen Führungskräfte aus Politik und Militär, zum anderen Menschen ohne Chefposition – zum Beispiel Lehrer oder Ingenieure. Ich denke da gleich an die Autobauer in Bayern und im Ländle.

Die Probanden gaben ihren gefühlten Stresspegel zu Protokoll und schätzten ein, inwiefern sie in ihrem Leben ein Gefühl von Kontrolle hatten. Dann wurde Cortisol im Speichel gemessen. Ergebnis: Die Chefs waren entspannt, die anderen nicht. Dabei trugen sie zwar mehr Verantwortung, hatten aber auch mehr Kontrolle über ihre Entscheidungen im Job und auch im Privatleben.

Was die Forscher nicht beantworten konnten, war die Frage nach der Henne und dem Ei: Werden entspannte Typen eher Chef als nicht-entspannte. Oder ist das Leben oben auf der Karriereleiter entspannter als das Leben auf den unteren Sprossen? Interessant, weil kontraintuitiv, ist das Ergebnis (Tokai 2012):

**Mehr Verantwortung heißt nicht zwingend mehr Stress.**

Zum gleichen Ergebnis kommen Elena Brivio und Stoyo Karamihalev vom Max-Planck-Institut für Psychiatrie in München. Auch sie sehen einen direkten Link zwischen der Stellung eines Individuums in der sozialen Hierarchie und dessen Verhalten unter Stress. Allerdings nicht bei Menschen, sondern bei Mäusen. Bei Mäusen im Stress.

Interessantes Ergebnis: Manche Mäuse lassen sich weniger stressen, andere mehr. Das gilt sowohl für rangniedere Mäusemänner als auch dominante Mausfrauen; beide Gruppen verändern ihr Verhalten besonders stark unter Stress. Der Stresseffekt ist allerdings entgegengesetzt: Unter Stress haben untergeordnete Männchen mehr Angst; übergeordnete Weibchen zeigen Mut.

Wenn nun diesen gegensätzlichen Reaktionen tatsächlich geschlechtsspezifische Unterschiede im Gehirn zugrunde liegen – welche wären das? Was passiert da genau? Und was heißt das für Menschen im Stress?

Das alles verraten die Max-Planck-Mäuse nicht. Möglicherweise zeigen aber weitere Studien auf diesem Gebiet, warum manche Mäuse und manche Menschen anfälliger für Stress sind als andere. Das wiederum könnte zu der Erkenntnis führen, dass Angst und Depression bei Frauen und Männern, aber auch bei Chefs und Nicht-Chefs jeweils andere Ursachen haben und andere Behandlungen erfordern. (Karamihalev; Brivio 2020)

Was an dieser Erkenntnis spannend ist? Dass alle diejenigen, die besonders viel Stress und besonders wenig Kontrolle über das tägliche Chaos haben – Mütter, Lehrer, Autobauer –, jeden Tag wahrscheinlich so erheblich mehr Stresshormon verbraten, dass sie auch erheblich mehr Nachschub an Baustoffen fürs Nervenkostüm (Magnesium!) brauchen, fürs Immunsystem (Aminosäuren!) und letztendlich auch »gutes« Cholesterin. Denn daraus werden Hormone gebaut. Stresshormone *und* Sexualhormone. Und das klappt nur, wenn man diese Baustoffe … isst.

## Cholesterin: Besser als sein Ruf

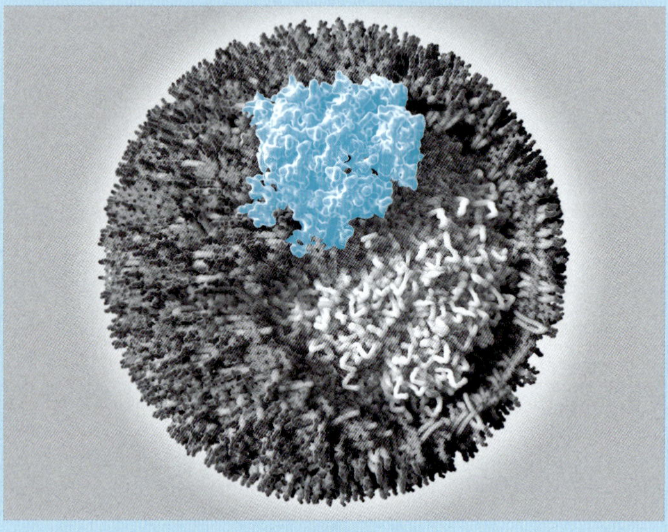

Low-Density-Lipoprotein (LDL)-Partikel transportieren die wasserunlöslichen Lipide wie Cholesterin, Phospholipide, Triglyceride und bestimmte Vitamine im Blutplasma von der Leber zu anderen Organen und Geweben. Ein einzelnes LDL-Partikel enthält 3000 bis 6000 Fettmoleküle (innen), ein großes Protein (runde Proteinstruktur oben), Phospholipide und Cholesterinmoleküle (»stachelige« Struktur außen).

Cholesterin – exakter: Cholesterol – wurde im 18. Jahrhundert in Gallensteinen entdeckt und deshalb »Cholestérine« genannt (das griechische Wort cholé bedeutet Galle). Seit den 1950er-Jahren steht Cholesterin unter Generalverdacht: Fleisch, Eier und Butter, so heißt es, enthalten viel Cholesterin, sie führten zu einem erhöhten Cholesterinspiegel und dann zum Herzinfarkt. In dieser Simplizität ist das falsch.

Cholesterin ist für uns lebenswichtig. Wir brauchen Cholesterin, weil es in die Außenwände unserer Zellen eingebaut wird und die Zellen elastisch hält. Cholesterin ist außerdem wichtig für unsere Nerven, Sexualhormone und viele andere Prozesse.

Weil sich Fett nicht pur durch die Blutbahn transportieren lässt, verpackt der Körper Cholesterin in Transporter. Diese bestehen aus einer Fett-Eiweiß-Kombination. Es gibt zwei Modelle:

- **High Density Lipoproteine (HDL)** mit wenig Fett
- **Low Density Lipoproteine (LDL)** mit viel Fett

Die Modelle transportieren Cholesterin in verschiedene Richtungen. LDL fährt es von der Leber zu den Organen; HDL transportiert nicht verbrauchtes Cholesterin von den Organen zurück zur körpereigenen Müllkippe (Leber). Wir brauchen beide Modelle!

Zu hohe Cholesterinwerte sind nur dann schädlich für Herz und Kreislauf, wenn gleichzeitig Bewegung fehlt, wenn Sie rauchen und viele Kohlenhydrate und billige Fette essen. Nennt sich ungesunder Lebensstil. Führt langfristig zu Übergewicht, Bluthochdruck, Gefäßverkalkung, zu Schlaganfall oder Herzinfarkt.

## Das Türchen zurück

Aminosäuren und Vitamine, gesunde Fette und Mineralien – fast immer liegt die Lösung in der Molekularmedizin. In meinem Glaubenssatz, den ich Ihnen schon im Vorwort vorgestellt hatte:

**»Stimmen die Moleküle, stimmt der Mensch.«**

So treffend formuliert in der Mail einer meiner Patienten. Schlicht, einfach, wohltuend und dennoch von ungeheuerlicher Durchschlagskraft. Das Sensationelle hinter dieser Mail kann wohl nur ein vielgeplagter Hausarzt ermessen:

> »Ich bin jetzt mit dem Einnahmeplan fertig und habe festgestellt, dass es mir viel besser geht als vorher. Ich habe gute Laune und mehr Energie. Auch wenn es mit dem Sport noch nicht so ganz klappt. Aber ich bleibe dran. Dank des Magnesiums ist mein Schlaf wesentlich besser geworden, ich bin nicht mehr unruhig, habe kein Augenlidzucken mehr, die unruhigen Beine sind auch verschwunden. Auch das Herzklopfen ist verschwunden.«

Nach diesen netten Dankesworten kommt dann »Einfach klasse!« und die übliche Drohung: »Ich werde Sie auf jeden Fall wieder in Ihrer Praxis besuchen …« – Hallo? Ich bin Rentner!

Spaß beiseite. Da springt und hüpft jedes Wort. Hell. Fröhlich. Zufrieden. Könnte man *runderneuert* nennen. Was impliziert, dass dieser Zustand schon einmal gelebte Wirklichkeit war. Sie erinnern sich an das Glück Ihrer Jugend? An Ihre unbändige Kraft? An den schier unerschöpflichen Strom Ihrer Ideen?

Fünfzehn, sechzehn Jahre alt werden Sie wohl nie mehr sein – und viele von Ihnen möchten auf die wirren Pubertätsjahre gern verzichten. Ich auch. Aber wie wäre es, wenn Sie die Power wieder hätten?

Die Kreativität? Wie wäre es, wenn sich ein wundersames Türchen öffnete … zurück?

Meine Praxiserfahrung zeigt, dass genau das passiert. Mit Molekularmedizin. Fünfzig Jahre jünger werden Sie nicht, aber – allem Stress zum Trotz – kommt, wenn Sie Ihre Mangelversorgung mit lebenswichtigen Vitaminen, Aminosäuren, Fettsäuren und Co. beenden, dann doch viel zurück: Gesundheit, Lebensfreude, vielleicht sogar Glück. Und das Gefühl, sich selbst zumindest ein Stück weit unkaputtbar gemacht zu haben. Nichts anderes meint

**Resilienz.**

# II

# WIE STRESS KÖRPER UND SEELE KAPUTT MACHT

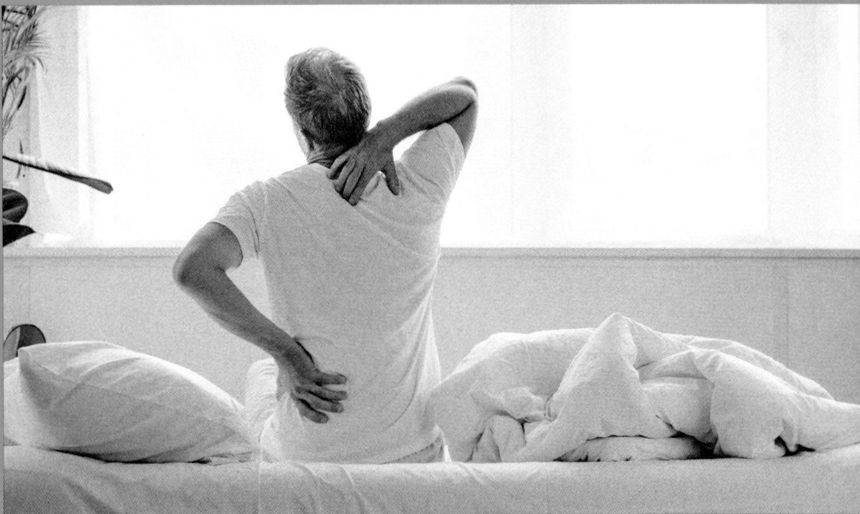

Stress durch Zeitdruck, Stress durch Streit, Stress durch immer neue Störfaktoren. Wie soll man sich da auch noch um den Aufbau von Resilienz kümmern? Was hilft, ist Wissen. Denn wer weiß, welche Schäden Stress im Gehirn und im Herzen, im Bauch und im Sexleben, im Immunsystem und in der Seele anrichtet, dem ist schnell klar, was er dem Stress entgegensetzen kann. Und das ist die gute Nachricht: Wir müssen den Stress gar nicht loswerden. Nur unsere Verletzbarkeit. Das macht den Unterschied.

# Schon blöd: Gehirn und Nerven reagieren sensibel auf Stress

Zwei Möglichkeiten kenne ich, ein neues, anderes, glücklicheres, erfüllteres Leben zu starten. Vertraut ist uns allen der lange Weg. Der Weg der Vorbereitung. Sich genau belesen, Pläne schmieden, hier und da Änderungen einleiten, um dann … . irgendwann … einmal so richtig neu zu beginnen. So wurde das Sabbatical erfunden in der akademischen Welt. So wird man Aussteiger mit dem Rucksack durch Indien. Aus meiner Sicht alles ein bisschen mühsam. Langwierig. Umständlich. Es geht viel einfacher. Lassen Sie uns jetzt anschauen,

- was Stress mit Ihrem Gehirn und Ihren Nerven anstellt
- und wie Sie Kopfschmerzen und Schlaflosigkeit abstellen.

## Jede Heilung beginnt ganz klein

Oft genügt es, einen winzigen Punkt im Leben zu ändern und … . alles andere fällt Ihnen zu. Entwickelt sich von alleine. Sie müssen nichts mehr dazu tun. Klingt gut. Nur: Was verstehen wir unter »einen winzigen Punkt ändern«? Kann ich Ihnen sagen. In meinem Leben war das

### »Hopp, Doc, jetzt wird gelaufen!«

Also die erste, völlig ungeplante Joggingstunde mit Hubert Schwarz – in den 1980er- und 1990er-Jahren einer der härtesten Extremsportler, der als Ultraman auf Hawaii rannte, der auf seinem Radl die Alpen hoch und runter, der ultralang durch Australien fuhr und eines Tages zufällig im gleichen Seminar war wie ich. Das war's.

Einer meiner Patienten schrieb mir kürzlich von seinem Einstieg in ein neues Leben. Um mir mitzuteilen, wie viel ihm die Veränderung bedeutete, genügten ihm fünf Worte. Fünf Worte, die einige Hunderttausend Deutsche sofort verstehen werden. Weil sie nämlich auch betroffen sind. Sie lauten:

»Zwei Jahre ohne Migräne! Danke!«

Das war's auch schon. Lassen Sie mich ein bisschen ausholen, weil ich ja auch lange Jahre an Migräne litt: Migräne heißt Anspannung. Zu große Anspannung. Überspannung. Jeder Migräne-Patient versteht mich spontan. Können Sie übersetzen mit Stress, mit zu viel Stress. Können Sie übersetzen mit »leider zu großes Verantwortungsgefühl« oder mit »leider es allen recht machen wollen« oder mit »Überforderung, chronischer«.

Wenn Sie diese Überspannung aus dem Leben wegzaubern, verlieren Sie die Migräne. Dass das auch auf anderen Wegen funktioniert, ist längst bewiesen:

- genügend **Magnesium**, das Salz der inneren Ruhe
- regelmäßig **Laufen**, weil das Stress abbaut
- immer mal **Meditieren**,
- wirksam ist auch **Tryptophan** und vieles mehr.

Es geht nur darum: Die Überspannung endlich und wirklich abzubauen.

## Ein neues Leben – ohne Kopfschmerz

Wenn Sie weiterdenken, verstehen Sie die Überschrift dieses Abschnitts: Ein neues Leben. Tatsächlich: Plötzlich entspannt sich Ihre Nackenmuskulatur. Ihr ständig schmerzender Rücken. Entspannt sich Ihr Darm, Sie entwickeln nicht noch mehr Ausstülpungen, wo sie nicht hingehören (»Dickdarmdivertikel«). Es entspannt sich Ihr Herz, die Rhythmusstörungen hören auf. Die innere Anspannung, die innere Nervosität, der ständige Lebensdruck verschwinden. Heißt: Sie entwickeln innere Ruhe, Überblick und Souveränität. Und weil sich jetzt auch die verkrampften Blutgefäße entspannen, öffnen, kriegen Sie endlich warme Hände und warme Füße.

Das meine ich mit neuem Leben. Dabei ging es ursprünglich doch nur um die Migräne. Und damit sind wir beim größten Missverständnis der heutigen Schulmedizin, die den Patienten – notgedrungen, ich verstehe das – in einzelne Abschnitte einteilt: Der Neurologe kümmert sich um die Migräne, der Kardiologe um die Rhythmusstörungen, der Gastroenterologe um den spastischen Darm, der Orthopäde oder Physiotherapeut um die verkrampften Muskeln.

Mir genügt das Stichwort »Migräne«, um ganz automatisch all die anderen Folgeerscheinungen, die gleichzeitigen Molesten mitzubedenken. Sehen Sie … deshalb muss ich bei der Anamnese, bei dem Eingangsgespräch gar nicht sehr viel von Ihnen wissen. Es genügen oft ein paar Sätze, und alles, was Sie mir jetzt noch erzählen wollen, läuft ganz automatisch in meinem Gehirn ab.

Daher auch meine Zuversicht, wenn es um Molekularmedizin geht: Wenn Sie Blutwerte verändern, verändern Sie, ob Sie das wollen oder nicht, jedes einzelne Organ im Körper. Ganz automatisch. Sie behandeln also

**den ganzen Menschen**

Und darum geht es doch. Mit ganzen Menschen meine ich auch den ganzen Mann. Mitsamt seinem Hirn. Das unter dem Einfluss von entgleistem Cortisol offenbar stärker leidet als das Gehirn von Frauen …

## Stress macht schlaflos und dumm

Cortisol ist zwar bekannt als »Stresshormon«, eigentlich müssten wir es aber »Vitalhormon« nennen. Denn Cortisol steuert den Blutzuckerspiegel, Cortisol mischt im Immunsystem mit, Cortisol hilft bei der Verdauung von Eiweiß und Fett. Läuft unser Leben glatt, wechseln sich unser Vitalhormon Cortisol und unser Schlafhormon Melatonin in schöner Regelmäßigkeit ab:

Normalerweise schüttet die Nebennierenrinde tagsüber immer wieder Cortisol aus – an manchen Tagen sechs oder sieben Mal, an stressigen Tagen zehn Mal oder mehr. Gegen Abend melden unsere körpereigenen Sensoren, dass es dunkler wird (falls wir nicht in einen grell leuchtenden Monitor starren). Damit öffnen sie die Schleusen für unser Schlafhormon Melatonin – parallel dazu fährt die Cortisolproduktion herunter. So schlafen wir (hoffentlich) tief und gut, bis etwa drei Stunden vor dem Aufwachen Cortisol langsam wieder ansteigt, uns schließlich aufweckt und munter in den Tag starten lässt. So viel zu »normalerweise«.

Leider leben viele von uns nicht im »Normalzustand«. Sondern erleben Tag für Tag so viel Stress, dass der Cortisolspiegel im Blut auch am Abend noch viel zu hoch ist. Das zieht einen Rattenschwanz an Probleme nach sich:

- **Sie schlafen nicht ein.** Ihr Körper ist angespannt und bereit für den Angriff des Säbelzahntigers, nicht aber für das Abdriften ins Reich der Träume.

- **Sie wachen viel zu früh auf.** Und zwar nach der ersten Tiefschlafphase gegen 3 oder 4 Uhr und bevor typischerweise noch ein oder mehrere Traumphasen folgen. Ihr Cortisolspiegel ist zu hoch; Melatonin hat keine Chance, Sie zu Ihren Träumen zurückzubringen.
- **Sie können nicht mehr klar denken.** Und zwar nicht nur gefühlt, sondern real. Messbar.

**Eine deutlich verminderte Denkleistung** hängt bei Männern – bei Frauen nicht! – signifikant zusammen mit zu niedrigen Cortisolwerten am Morgen und zu hohe Cortisolwerten am Abend. Das berichten Forschende des Helmholtz Zentrums München (HMGU) im Fachjournal *Psychoneuroendocrinology*.

Ein Team um die Wissenschaftlerin Hamimatunnisa Johar vom Institut für Epidemiologie II hatte die Daten von 733 Teilnehmern der KORA-Age-Studie auf den Prüfstein gestellt, die den Gesundheitszustand von Personen im Alter von 65 Jahren oder älter im Raum Augsburg untersucht. Um die Cortisolspiegel exakt zu bestimmten, wurden direkt nach dem Aufwachen Speichelproben der Teilnehmenden bestimmt, außerdem 30 Minuten nach dem Aufwachen und noch einmal am späten Abend. Die Denkleistung wurde mit standardisierter Befragungen (TICS-m*) getestet.

Ergebnis: Wenn sich die tagestypischen Schwankungen der Hormone im Alter ungünstig verändern, baut das Hirn seine Fähigkeiten ab. Grund ist die neurotoxische Wirkung von zu viel Cortisol über einen zu langen Zeitraum. Darunter leiden bestimmte Hirnregionen wie der Hippocampus, und das mindert sowohl die Denkleistung als auch die Leistungsfähgkeit unseres Gedächtnisses. Warum das nur bei Männern passiert, bei Frauen aber nicht, das hat bis jetzt leider niemand herausgefunden. (Johar 2015).

## Stress raubt Schlaf

Vom **viel zu frühen Aufwachen** unter Stress weiß Nora Blum ein Lied zu singen. Die Psychologin hat Selfapy gegründet, ein Start-up für psychologische Online-Betreuung, mit elf Millionen Euro Investorenkapital und 70 Mitarbeitern. Der Zeitschrift *Manager Magazin* berichtet die Unternehmerin, dass sie häufig in der Nacht zwischen drei und vier Uhr aufwacht (Banze; Kyriasoglou 2021):

> »und oft geht es dann gleich los, die Gedanken ›schießen‹ auf sie ein. Sie weiß, dass der Präfrontalkortex, der Teil des Gehirns, der für Kontrolle und Handlungssteuerung zuständig ist, dann nicht voll arbeitet. Sie weiß, dass der Melatoninspiegel dann hoch und der Cortisolspiegel niedrig ist und alles dämpft, dass deshalb nachts alles größer erscheint.«

Was dann hilft? »Entkatastrophisierung«, sagt Nora Blum. Sich rational klarmachen, »dass die Welt nicht untergeht«. Und am Abend bewusst runterfahren. Smartphone um 21 Uhr abschalten und irgendwo hinlegen, nur nicht ins Schlafzimmer. Sonst ist man »noch nicht ganz wach, da geht der Daumen schon los«, und treibt den Stresspegel schon wieder in die Höhe. Muss alles nicht sein.

Wer vor Stress erst **gar nicht erst einschlafen** kann, lebt möglicherweise zu hell. Das Schlafhormon Melatonin wird tatsächlich nur dann gebildet, wenn die Augen an die Zirbeldrüse »dunkel!« melden. Dann strömt Melatonin durch die Blutbahn in den Hirnstamm, und die körpereigene Klimaanlage regelt sich runter. Melatonin schickt auch die Schilddrüse, weitere Zellen und Organe in den Nachtmodus. Andere Systeme – das Immunsystem zum Beispiel – drehen gerade in der Nacht voll auf und putzen den gesamten Organismus gründlich durch. Tiefschlaf ist Heilschlaf!

Nur: Sitzen wir unter der hellen Schreibtischlampe vor dem hellen

Computermonitor, haben unsere Augen und damit auch die Zirbeldrüse keine Ahnung, dass Nacht ist. Also wird Melatonin nicht gebaut. Und so wird es nichts mit dem Schlaf. Und auch nicht mit der Selbstheilung.

Wer nicht einschlafen kann, dem fehlt möglicherweise noch etwas ganz anderes: die essenzielle Aminosäure Tryptophan. Melatonin wird aus Tryptophan gebaut. Das passiert aber nur dann, wenn bestimmte Mineralstoffe, Vitamine und Fettsäuren in den Blutbahnen unterwegs sind. Also zuvor gegessen und dann korrekt verdaut wurden. Fehlen diese Stoffe, fehlt Melatonin, und dann fehlt Schlaf. Und der fehlt vielen.

Schlafstörungen gelten als eins der häufigsten Symptome bei Stress. Eine schon etwas ältere, aber sehr detaillierte Studie schätzt die Zahl der Betroffenen auf 40 Prozent der Bevölkerung. Von diesen 40 Prozent leiden rund zwei Drittel unter chronischen Schlafstörungen. Etwa 10 bis 15 Prozent der Bevölkerung schläft schlecht ein, schlecht durch oder wacht zu früh auf – und das im Durchschnitt vier Jahre lang (Drake 2003).

## Vier Jahre schlaflos. Ein Albtraum.

Dem schwedischen Schlafforscher Torbjörn Akerstedt vom renommierten Karolinska-Institut in Stockholm verdanken wir die Erkenntnis, dass Stress allein nicht zwingend in den Burn-out führt. Gefährlich wird es erst dann, wenn Stress und Schlafmangel zusammenkommen.

Akerstedt hatte mit seinem Team die Schlafmuster von 35 Patienten gemessen, die wegen Burn-outs seit mindestens drei Monaten nicht mehr gearbeitet hatten. Ergebnis: Alle Probanden litten unter extremen Schlafstörungen. Pro Nacht schliefen sie nur vier bis fünf Stunden, vor allem lag der Anteil des Tiefschlafs um drastische 40 Prozent niedriger als bei gesunden Menschen. Akerstedts Einschätzung:

»Wir glauben, dass Menschen unter hoher Stressbelastung ziemlich gut leben können. Erst wenn der Schlaf gestört wird, kommt es zum Burn-out-Syndrom.«

Um seine Patienten aus dieser Abwärtsspirale herauszuholen, arbeitet Akerstedt mit einer Kombination aus kognitiver Verhaltenstherapie und strikter Schlafhygiene kombiniert. Ergebnis: Deutliche Verbesserungen der Schlafdauer, 60 Prozent der Patienten kehrten wieder zur Arbeit zurück. (Young 2004)

## Warum nur 60 Prozent?

Weil auch hier gilt: Erst der Körper, dann der Geist. Zuerst müssen die Moleküle des Körpers in Ordnung gebracht werden, erst dann kann das Hirn umschalten auf Nachtruhe, auf Sendeschluss. Sie kennen Magnesium, das Salz der inneren Ruhe. Sie kennen Serotonin, das Hormon der Souveränität, des Abstands. Wenn diese Basis stimmt, kommt auch der Schlaf.

Täglicher Ausdauersport und Meditation sind zwar unerlässlich auf dem Weg zu gesunder Resilienz, doch ist unabdingbar als Voraussetzung: der funktionierende Organismus. Sie sind nun einmal unbestreitbar eine Anhäufung von Molekülen. Und für optimale Funktion dieser Anhäufung brauchen Sie jedes dieser Moleküle in der optimalen Menge. Grundidee der Blutanalyse.

# Herzsprung: Stress verstopft die Pumpe

Praxis, früh um 8 Uhr. Vor mir sitzt ein schlanker, ranker, lebensfroher Marathonläufer. Nachweislich fit. Und erzählt mir von einer Herzoperation vor wenigen Jahren. Fünf Stents in den Herzkranzgefäßen. Wie das? Welche Risikofaktoren wurden übersehen? »Keine«, sagt er. Glaube ich nicht. Also messe ich nach. Stellt sich heraus: Er hatte recht. Keine messbaren Risikofaktoren im Blut. Warum war das Herz trotzdem ausgetickt? Natürlich weißt er es genau: Stress! Stress im Job vor allem und längst nicht nur da.

## Woher kommt der Stress?

Stress ist heute überall. Man weiß also nicht, wo man zuerst schauen soll, und man weiß auch oft nicht – zumindest nicht rechtzeitig –, welcher Stress was genau in Ihren Organen anrichtet. Immerhin: Zum Zusammenhang von Herzproblemen und Stress gibt es mittlerweile eine ganze Reihe sehr guter Langzeitbeobachtungen und Laborstudien. Ich konzentriere mich hier auf die Schmerzpunkte Ihres Alltags, von denen Sie mir am häufigsten berichten:

- Stress im Job
- Angst
- Trauer
- Not
- Einsamkeit

Sie kennen mich. Natürlich berichte ich Ihnen viel lieber über sportliche Erfolge, über Bluttuning und Adlersouveränität. Aber weil's so wichtig ist, weil die Zeiten im Moment für viele von Ihnen so herausfordernd sind, weil so vielen von Ihnen das alles so massiv auf die Pumpe schlägt, hier eine kurze Rundfahrt durch die Schattenseiten des Lebens. Sie endet – versprochen! – mit einer sonnigen Perspektive. Also los:

## Job Strain stresst das Herz

Schon zehn Überstunden pro Woche erhöhen das Risiko für Bluthochdruck (Hypertonie) um das 3,2-Fache pro Jahr (Cuffee 2014). Erhöhter Blutdruck führt oft zu noch mehr Problemen mit Herz und Kreislauf, dazu kommen Probleme mit den Nieren. Laut RKI gehen weltweit jedes Jahr rund 9,4 Millionen Todesfälle auf das Konto von Bluthochdruck.

In Deutschland hat fast jeder dritte Erwachsene zu viel Druck in den Gefäßen. Bei denen, die noch unter 65 Jahre alt sind, betrifft es vor allem Männer. Bei den ab 65-Jährigen leiden bei beiden Geschlechtern fast zwei Drittel unter Hypertonie. Ja, so viele! Wie kommt es dazu? Laut RKI ist es die typische Lebensweise des Comic-Katers Garfield:

- mangelnde Bewegung,
- Übergewicht,
- ungesunde Ernährung.

Auf diese an sich schon hochgefährliche Trias setzen Sie dann gerne noch zwei Bömbchen drauf:

- erhöhter Alkoholkonsum,
- und außerdem Stress.

Die ersten vier Risikofaktoren haben Sie selbst in der Hand, den letzten nur bedingt. Das gilt vor allem dann, wenn Sie in Ihrem Job sehr viel und hart arbeiten müssen, Ihnen dabei aber nur wenig Handlungsspielraum bleibt.

Diese ungünstige Konstellation nennt man

## Job Strain

und die hat sich Mika Kivimäki vom University College London sehr genau angeschaut. Genauer: Der Epidemiologe hat 13 europäische Kohortenstudien aus den Jahren 1985 bis 2006 in einer Metaanalyse zusammengefasst, um auszurechnen, wie sehr Job Strain das Herzinfarktrisiko in die Höhe treibt (Kivimäki 2012).

Beeindruckend groß war die Zahl der Probanden – fast 200 000 –, und groß war auch deren Not: Mehr als 30 000 berichteten in Fragebögen über Stress im Job. Nach diversen Rechenoperationen konnte Kivimäki zeigen: Von ihrem Job gestresste Menschen hatten ein drastisch erhöhtes Risiko, an einer Herzkrankheit zu sterben. Plus 23 Prozent! An dieser Stelle könnten wir uns zufrieden zurücklehnen. Jobstress macht Herzinfarkt – bewiesen! Aber ganz so einfach ist es dann doch wieder nicht.

- Erstens hatten frühere Studien viel höhere Werte gefunden (bis 43 Prozent).
- Zweitens lassen sich, wenn man das Risiko von Jobstress auf alle Herzinfarkte in der Bevölkerung umrechnet, nur noch 3,4 Prozent auf Jobstress zurückführen.
- Drittens wirkt ein anderer Risikofaktor mit 36 Prozent sehr viel stärker als Jobstress, und er lässt sich auch – eigentlich – viel einfacher verändern: Rauchen.

Was fangen wir also mit Kivimäkis Berechnungen an? Sie führen uns auf eine wichtige Spur. In den Achtzigerjahren hatten sich Job-Strain-Studien unter dem typischen Mitarbeiter den Blauhosenmann am Band vorgestellt. Viel zu schrauben, wenig Freiheit.

Heute haben Frauen und Männer in den Dienstleistungs-Büros oft viel mehr Freiheit, als ihnen lieb ist. Aber viel zu wenig Kontrolle. Sie wissen oft nicht, wo's lang oder hingeht, sollen ihr unklares Ziel aber in Bestzeit übertreffen, hängen für übersichtliches Gehalt rund um die Uhr am Rechner und wissen nicht, ob sie die nächste Kündigungswelle aus dem Job kegeln wird oder erst die übernächste. Das macht Angst. Und Angst ist Stress pur. Und Angst wirkt möglicherweise noch massiver als Job Strain.

## Angst ist Stress pur

Der Urgrund für sehr viele Herzprobleme ist schlicht und ergreifend: Angst. Gründe für Angst gibt's aktuell genug. Stellen wir's zur Aufheiterung einmal vom Kopf auf die Füße: Wenn Angst das Herz austicken lässt, dann heißt »angstfrei« automatisch auch »herzgesund«? Ja, natürlich gibt es viele andere Gründe für Herzprobleme, trotzdem ist da etwas dran. Dahinter stecken neben der Philosophie handfeste Fakten.

Herausgearbeitet von Kardiologen um Amit Shah der Emory University in Atlanta, USA, und veröffentlicht im Fachblatt *Circulation: Cardiovascular Imaging*. Untersucht wurden 148 Patienten, im Schnitt 62 Jahre alt, mit Angina Pectoris. Das ist ein anfallsartiges Engegefühl in der Brust, manchmal auch heftige Schmerzen, jedenfalls sehr beängstigend. Man wusste schon, dass Angina Pectoris durch Belastung ausgelöst werden kann. Was dann aber doch überraschte, war der enge Zusammenhang zwischen dem, was bei den Betroffenen im Hirn und im Herz passierte.

- Meldeten die Gehirn-Messfühler hohe Aktivität im »Stressverarbeitungszentrum« der Patienten, also im unteren Stirnlappen, folgten daraufhin oft Herzbeschwerden.
- Am häufigsten wurde Angina Pectoris ausgelöst durch verschiedene Formen von Stress: hohe Belastungen, schlimme Erlebnisse oder depressive Verstimmungen.
- Patienten, die sich oft aufregten, verärgert oder niedergeschlagen waren, klagten besonders oft über Brustenge.
- Dagegen berichteten die eher gelassenen Patienten nicht von derartigen Herzbeschwerden.

Kurz: Das Problem bei Angina Pectoris ist nicht allein der blockierte Blutdurchfluss im Herzen, sondern die mentale Haltung der Patienten gegenüber dem, was Tag für Tag passiert. Wer sich darüber aufregt, hat Engegefühle, wer sich nicht aufregt, der nicht. Die Medizin müsste hier also – einmal mehr – den Blickwinkel erweitern. Weg von der kleinen Herzkammer, hin zum ganzen Menschen mit seinen Sorgen, Nöten und mitunter ungünstigen Gewohnheiten. (Moazzami 2020, Bartens 2020)

Sie müsste nicht nur mit Operationsbesteck und Stents anrücken, sondern mit wirksamen Methoden für Entspannung. Und, vielleicht noch wichtiger, mit der biochemischen Grundlage für Coolness: Magnesium. Das Salz der inneren Ruhe. Dann heißt – drehen wir's noch einmal herum –, dann heißt »herzgesund« automatisch auch »angstfrei«. Mein Credo: Wird der Körper gesund, schwingt sich die Seele auf. Mit Leichtigkeit …

## »Broken Heart« kann tödlich sein

Was in Atlanta wissenschaftlich bestätigt wurde, ist im Alltag längst bekannt. Legendär die gespielt-schockinduzierten Herzschwächeanfälle auf den TV-Volksbühnen (»Kall, mei Droppe!«), weniger lustig das sehr reale »Broken-Heart-Syndrom«. Man kann tatsächlich an gebrochenem Herzen sterben. Eine epidemiologische Studie aus Boston zeigt, dass sich die Inzidenzrate eines akuten Herzinfarkts innerhalb von 24 Stunden nach dem Tod einer nahestehenden Person um das 21-Fache erhöht (Mostosfsky 2012).

Was da passiert? Ein plötzliches schlimmes Erlebnis führt zu einer solchen Flut von Stresshormonen, dass die Herzmuskelzellen den Ansturm nicht verarbeiten können. Dann kommt es zu

- Atemnot,
- das Herz rast,
- die Pumpleistung lässt rapide nach,
- der Blutdruck fällt ab,
- der Körper wird nicht mehr ausreichend mit Sauerstoff versorgt, und dann ist
- … schnelle Hilfe eine sehr gute Idee.

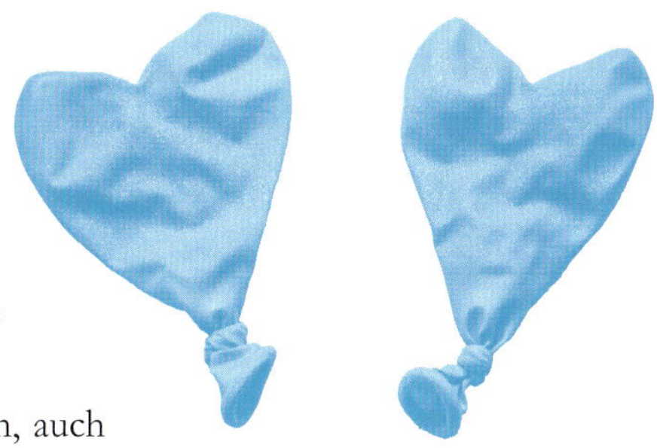

Angst, Panik und Belastungsstörungen, auch in Kombination mit Depressionen, werden als Risiko für Herz-Kreislauf-Erkrankungen häufig unterschätzt. Tödlich unterschätzt. Vor allem bei Frauen.

Das Internationale Takotsubo-Register will diesem Notstand entgegenwirken. In diesem Zusammenschluss von 26 Zentren in Europa und den Vereinigten Staaten laufen die Daten von Fällen zusammen, bei denen sich der Herzmuskel unter Stress krankhaft verändert – in der Fachsprache Takotsubo-Kardiomyopathie genannt. Gemeint ist das »Stressherz«, in dem die Herzkammern nicht mehr richtig funktionieren, weil sie unter extremer Belastung Beulen gebildet haben.

## Das Frauenherz tickt anders aus

Aus einer Datenanalyse aus dem Jahr 2015 wissen wir heute: Takotsubo trifft vor allem Frauen (fast 90 %!) nach der Menopause. Zu gut einem Drittel der Fälle wird Takotsubo ausgelöst durch körperlichen Stress, zu einem Drittel durch psychischen Stress, beim letzten Drittel bleibt der Auslöser unklar. Neu – und passend zur schon genannten Angina-Pectoris-Studie – ist die Entdeckung, dass mehr als die Hälfte der Takotsubo-Patientinnen seelische oder nervliche Vorerkrankungen haben. Patienten mit anderen Herzkrankheiten sind davon viel seltener betroffen. (Templin 2015) Dieser Fakt führt in der Praxis oft zu verhängnisvollen Fehlentscheidungen.

Kommen Frauen mit schwerer Müdigkeit und Erschöpfung in die Klinik, heißt es schnell: Depression. Dabei ist es oft Herzschwäche. Kommen sie mit Herzrhythmusstörungen, heißt es schnell: Panikstörung. Patientinnen mit akuten Herzproblemen werden also oft in die Psycho-Schublade gesteckt, mit Psychopillen versorgt und bekommen gar keine oder viel zu späte Hilfe für ihr Herz. Folglich sterben sie häufiger an Herzinfarkt.

## Auch Not ist Stress

Dazu kommt: Bei Frauen erwarten Mediziner einen möglichen Infarkt frühestens mit Mitte 50. Ist ja auch nicht falsch. Kommt aber ein »niedriger Sozialstatus« dazu – also ständige existenzielle Sorgen um Geld, um die Kinder, um den Mann, um die Wohnung, um den Job, vielleicht ist der Wohnort auch eher ungemütlich –, dann geht es mit der Gefahr für Herzinfarkt schon mit Mitte 40 los. (Albus 2018, 2ff.)

Studien zeigen: Wer sich sein ganzes Leben lang mit Armut plagt, der hat im Vergleich zur höchsten Statusgruppe im *Lebensverlauf ein mehr als doppelt so hohes Risiko*, an einer Herz-Kreislauf-Erkrankung zu sterben. (Stringhini 2018) Grund dafür ist nicht die Not an sich, sondern das Verhalten, zu dem sie häufig verleitet: Übergewicht durch Billigessen, Bewegungsmangel, zu viel Nikotin und Alkohol. Grund sind auch die daraus resultierenden Gesundheitsprobleme, messbar vor allem an hohen Entzündungsmarkern (C-reaktives Protein, Fibrinogen). Dazu kommen ungünstige psychosoziale Faktoren (schwierige Beziehungen, Einsamkeit) und physiologische Faktoren (Blutdruck, Gesamtcholesterin, Triglyceride).

### Einsamkeit ist das neue Rauchen

Es kommt also eine Menge zusammen, wenn jemand nicht ganz so optimal im Leben steht, und das schlägt alles direkt durch auf die Herzgesundheit.

Welche Stressreaktionen im Körper eines einsamen Menschen ablaufen, hat die Wissenschaft noch nicht im Detail verstanden. Letztendlich passiert etwas Ähnliches wie beim Säbelzahntigerangriff: Die Hypothalamus-Hypophysen-Nebennierenrinden-Achse und das sympathische Nervensystem schlagen Alarm; infolge chronischer Überflutung mit Stresshormonen schalten irgendwann die Rezeptoren auf Durchzug, es breitet sich überall Entzündung aus. Offenbar treibt Einsamkeit das Risiko, an Herzinfarkt zu sterben, ganz ähnlich hoch wie starkes Rauchen. Einsamkeit ist so schädlich wie 15 Zigaretten am Tag. (Xia 2018)

## Stau in der Schlagader

Klar ist: Dauerstress heißt dauernd viele Stresshormone im Blut: Adrenalin, Cortisol, auch Angiotensin II. Das macht die Blutgefäße eng und treibt so den Blutdruck hoch. Außerdem bringt es die Nebenniere dazu, Aldosteron freizusetzen. Aldosteron lässt die Nieren mehr Natrium und Wasser im Körper festhalten, statt es mit dem Urin aus dem

Körper zu schicken, und das treibt den Blutdruck weiter hoch. Zu viel Blut in den Adern, zu viel Natrium, zu viel Stresshormon – das kratzt die spiegelglatten Innenwände unserer Adern irgendwann an. Das schlägt uns Kerben in die Blutgefäße, und genau da lagert sich schließlich LDL-Cholesterin an (das »böse« Cholesterin).

Die Arteriosklerose beginnt und wird weiter vorangetrieben durch aggressive Stoffwechselprodukte in den Gefäßwänden, durch gefäßaktive Substanzen wie Endothelin, und sie wird außerdem verstärkt durch schwelende Entzündung. Und das sieht dann so aus:

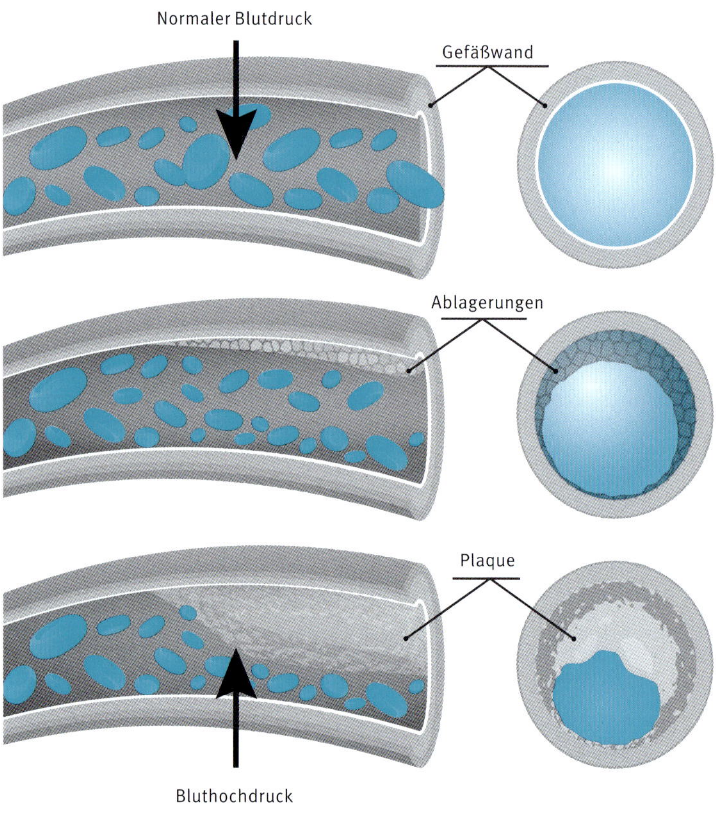

Stress verstopft also die Blutgefäße. Sind Herzkranzgefäße betroffen – also die Adern um das Herz herum –, dann spricht man von koronarer Herzkrankheit, kurz KHK. Und die führt zu gravierenden Folgeproblemen: Rote Blutkörperchen holen in den Lungen Sauerstoff ab. Sie halten die Sauerstoff-Moleküle mit ihrem roten Blutfarbstoff fest, dem Hämoglobin. Wenn nun durch die verengten Blutadern viel zu wenige rote Blutkörperchen gepumpt werden, kommt auch viel zu wenig Sauerstoff in den Herzzellen an. Was dann passiert, kennen Sie vom Grillen: Wo kein Sauerstoff ist, da geht das Feuer aus. So ist es auch in den Zellen. Unsere Zellen brauchen Sauerstoff, um Energie herzustellen. Bekommen sie keinen Sauerstoff, können sie nicht mehr richtig arbeiten oder sterben ganz ab. Nicht jede Verstopfung der Herzkranzgefäße führt zu andauernden Beschwerden. Typisch sind immer wieder

- Schmerzen tief in der Brust, häufig ausstrahlend bis in den Kopf, den Bauch oder die Arme
- Atemnot,
- Schweißausbrüche,
- Übelkeit,
- Todesangst.

Langfristig kann KHK zu Herzrhythmusstörungen oder zu Herzschwäche führen, sogar zum Herzinfarkt. Also, bitte: Die Symptome ernst nehmen. Im Zweifelsfall *sofort* in die Klinik.

## Stress macht Entzündung

Warum macht Stress eigentlich Entzündung? Mitten im Blut? Wir erinnern uns: Um das Immunsystem scharfzustellen, noch bevor der Tiger beißt. Wie dieser Effekt im Blut aussieht, haben Forscher nachgemessen. Und zwar an den stressigsten Orten, die ihnen eingefallen sind:

**1. Rednerpult:** Gemessen von der Universität Pittsburgh. Hier mussten 102 gesunde Menschen vor einer Jury bei laufender Kamera eine Rede halten. Bei all denen, die Angst und/oder Ärger verspürten, fand sich im Blut vermehrt ein typischer Entzündungsstoff: das Zytokin Interleukin (IL)-6. Das heißt: Personen, die auf eine akute Herausforderung wütend oder ängstlich reagieren, sind anfälliger für einen stressbedingten Anstieg der Marker für systemische Entzündungen. Und so auch wahrscheinlich anfälliger für Entzündungskrankheiten. Das heißt auch: Diejenigen, die sich in der gleichen Lage weniger aufregen, sind auch weniger gefährdet. (Carroll 2011)

**2. Käfig:** In einem gemeinsamen Versuch der Universitäten Harvard und Freiburg fanden Wissenschaftler um den Freiburger Kardiologen Dr. Timo Heidt in einem Versuch mit chronisch gestressten Mäusen heraus, dass deren Körper mehr weiße Blutkörperchen produziert. Genauer: neutrophile Granulozyten, die zum unspezifischen, angeborenen Immunsystem gehören. Außerdem Monozyten, die Vorläufer von Riesenfresszellen (Makrophagen), die alles eliminieren, das nicht in den Körper gehört. Beide Zelltypen tragen zu einer starken Entzündungsreaktion und Immunantwort bei (das ist gut so), lagern sich aber auch in den Gefäßwänden ab. Und hier kommt es zu einem tödlichen Problem, erklärt Dr. Heidt: »Eine zu große Anzahl dieser Zellen in der Gefäßwand *kann zum Aufbrechen entzündlicher Plaques an den Gefäßinnenwänden führen.*«

Man kann sich das vorstellen wie die Wirkung von Rohr-frei-Reiniger in einem verstopften Abfluss. Plötzlich lösen sich ganze Stücke dicker Schmodder, die jahrelang fest im Rohr hingen, verklumpen mit anderen Schmodderstücken und machen die Leitung komplett dicht. Bei den Mäusen hieß das: Blutzirkulation verstopft. Herzinfarkt. Schlaganfall. Mit der Frage, ob sich ihr Mäuseversuch auf Menschen übertragen lässt, gingen die Forscher rüber zum stressigsten Ort, den man sich in einer Uniklinik vorstellen kann:

**3. Intensivstation**: Dort nahmen sie 29 ärztlichen Mitarbeitern Blutproben ab. Wenig erstaunliches Ergebnis: ein klarer Zusammenhang zwischen zu viel Stress und zu vielen weißen Blutkörperchen. (Heidt 2014; Universitätsklinikum Freiburg 2014)

Stress macht also Entzündung. Es entsteht ein »Feuer im Körper«. Immer mehr Gefäße werden an der Innenseite verletzt, immer mehr LDL-Cholesterin setzt sich fest. Immer weniger Sauerstoff schafft es bis zum Hirn, bis ins Herz. Zellen sterben. Infarkt. Genau das hatte der Marathonläufer hinter sich, von dem ich Ihnen berichtet hatte.

## Infarkt: Die häufigste Todesursache

Laut WHO sind Herzkrankheiten seit rund 20 Jahren die häufigste Todesursache. Im Jahr 2019 starben fast neun Millionen Menschen weltweit, gut zwei Millionen mehr als im Jahr 2000. Herzkrankheiten machten insgesamt 16 Prozent der weltweiten Todesfälle aus.

In Deutschland sieht es um die Herzgesundheit noch düsterer aus: Mit rund 331 000 Toten im Jahr 2019 machten Herz-Kreislauf-Erkrankungen mehr als ein Drittel der knapp 940 000 Todesfälle aus (35,25 Prozent), vor allem ischämische Herzkrankheiten, bei denen ein Teil des Herzmuskels nicht ausreichend durchblutet wird, und Herzinfarkte. Das ergibt laut Todesursachenstatistik des Statistischen Bundesamtes für Herzkrankheiten eine Sterberate je 100 000 Einwohner von 218,9.

Auf Platz zwei der Todesursachen stehen verschiedene Formen von Krebs (»Neubildungen«) mit 239 591 und Atemwegserkrankungen mit 67 021 Sterbefällen.

**ANZAHL DER TODESFÄLLE NACH DEN HÄUFIGSTEN TODESURSACHEN IN DEUTSCHLAND IN DEN JAHREN 2017 BIS 2020**

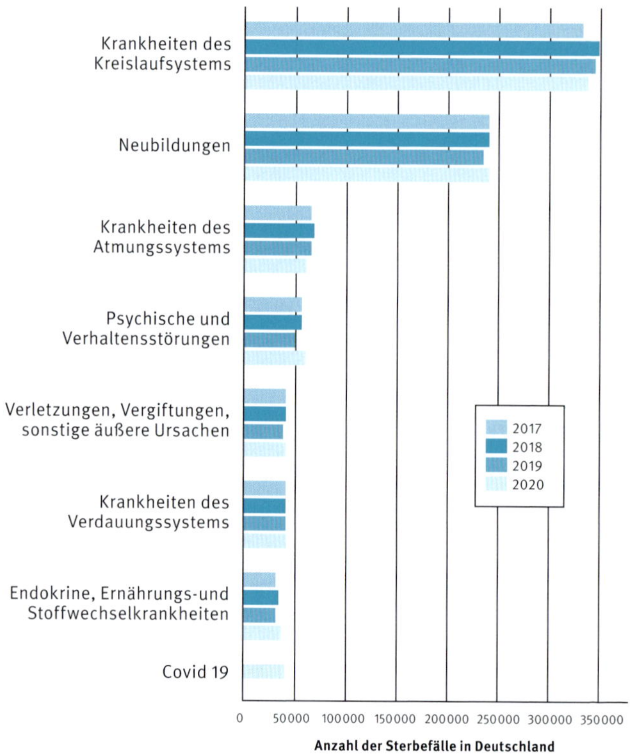


*Quelle: Statistisches Bundesamt © Statistika 2021*

## Wenn das Herz flimmert – statt pumpt

Während der Coronajahre ging zwar die Zahl der Schlaganfälle und Herzinfarkte in den Krankenhäusern stark zurück. Das aber nicht, weil es keine gegeben hätte, sondern weil sich die Menschen nicht mehr ins Krankenhaus getraut haben – aus Angst vor Ansteckung mit dem Virus. Grundsätzlich ein verständlicher Impuls, allerdings ein gefährlicher. Herzinfarkte kann man nicht zu Hause aussitzen. Tut man im akuten Fall nichts, bedeutet das ernsthafte Folgeschäden oder den Tod.

Zu den ernsthaften Folgeschäden zählt akute Herzschwäche. Das heißt, der Herzmuskel ist so beschädigt, dass er zu schwach ist, genügend Blut durch den Körper zu pumpen. Oder es kommt zu hoch gefährlichen Herzrhythmusstörungen. Kammerflimmern ist sogar die häufigste lebensbedrohliche Komplikation nach einem Herzinfarkt. Man kann sich das so vorstellen: Statt sich regelmäßig komplett zusammenzuziehen, fängt der Herzmuskel an, völlig uneffektiv zu flattern. Er produziert dann 350 bis 500 (!) Flimmerwellen pro Minute, pumpt aber nicht. Wenn das passiert, kommt es zu Herz-Kreislauf-Stillstand. Wenn man Glück hat, passiert das in einem Einkaufszentrum direkt neben einem Defibrillator. Und wenn man noch mehr Glück hat, kennt sich jemand damit aus und löst den lebensrettenden Stromstoß aus, der das Herz zurück in den richtigen Rhythmus schockt.

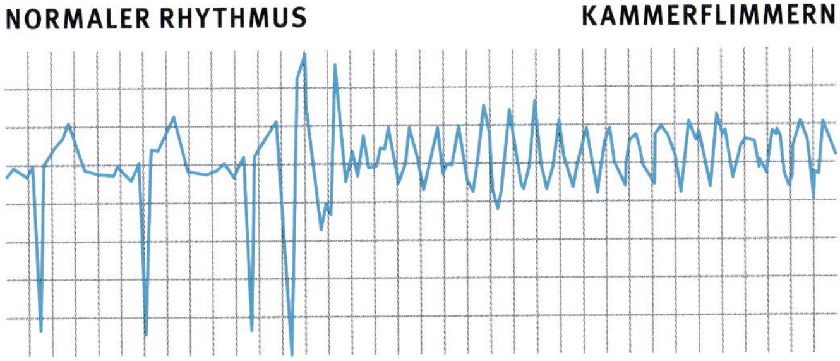

## Bier ist Stress fürs Herz

Bei älteren Menschen ist es oft der kranke Herzmuskel, der dazu führt, dass das Herz aus seinem gesunden Takt und ins lebensgefährliche Flimmern gerät. Bei jüngeren Menschen ist es oft Stress. Dahinter stehen die Stresshormone, die den Blutdruck hochtreiben und auch direkt aufs Herz wirken. Dahinter steht oft aber auch eine fehlende Balance der herzwichtigen Elektrolyte:

Die für den Herzschlag so wichtigen Mineralstoffe Kalium, Magnesium, Natrium und Calcium liegen normalerweise als Salze vor. Sind sie gelöst – und im Blut sind sie das –, tragen sie jedoch positiv geladene Ionen. Deshalb heißen sie **Elektrolyte.** Das Herz braucht diese Elektrolyte, da es tatsächlich mit elektrischer Energie arbeitet.

Im Ruhezustand ist das Innere einer Zelle negativ geladen, das Äußere positiv. Erhält die Zelle einen Impuls, strömen positiv geladene Ionen ein, und das Zellinnere wird positiv. Dann öffnet die Zelle spezielle Kanäle, schickt die positiven Ionen wieder heraus und kommt zurück in den Ruhezustand. Wir haben es hier mit einer Potenzialänderung von gut 120 mV zu tun. Das ist das »Aktionspotenzial« unserer Herzzellen, und das löst den Herzschlag aus.

Unter Stress verbraucht unser Körper mehr Magnesium, er nimmt weniger Magnesium auf und scheidet mehr Kalium aus. So gerät die Balance unserer Mineralstoffe durcheinander – und damit auch das Spiel der elektrischen Kräfte im Herzmuskel.

Genau das ist der Grund, warum der Kasten Bier für Ihr Herz auch nichts anderes ist als Stress pur: Wenn Alkohol abgebaut wird, scheidet der Körper jede Menge Urin aus. Damit verliert er jede Menge Kalium, Natrium, Magnesium und Calcium. Ohne diese Mineralstoffe läuft das Herz nicht rund. Und genau das bringt uns einen entscheidenden Vorteil: Mineralien kann man messen. In Ihrem Blut. Und das heißt nicht weniger als: Herzinfarkt kann man messen – bevor er passiert. Interessiert?

## Herzstress ist nicht unsichtbar

Mehr als die Hälfte aller Herzinfarkte passieren aus dem Nichts. Keine Vorwarnung. Keine sichtbare Engstelle. Warum passiert er dann? Der Grund ist zwar schon lange bekannt, aber immer noch erstaunlich: In den Adern felsenfest sitzende Plaque ist nicht unbedingt gefährlich, solange die Blutzirkulation noch einigermaßen läuft. Aber: Locker sitzende Plaque ist schon dann tödlich, wenn erst wenig davon in den Adern klebt. (Falk 1995)

Wie sieht man nun, ob man es mit fester oder loser Plaque in den eigenen Blutgefäßen zu tun hat? Das versucht man in der Schulmedizin mit Hightech:

- Ultraschall
- Mehrschicht-Computertomografie (MSCT)
- Magnetresonanztomografie (MRT)
- Messung der Gefäßsteifigkeit mittels Pulswellenanalyse (PWA)

Schön und gut. Und sieht man das dann wirklich? Nicht unbedingt. Deshalb gehen wir in meiner Praxis in Roth anders vor. Bekannt ist, dass die Brüchigkeit Ihrer Plaques zusammenhängt mit dem Entzündungsgeschehen darin. Und wie viel Entzündung sich in Ihrem Blut herumtreibt, kann man messen: CRP (C-reaktives Protein), die Anzahl der weißen Blutkörperchen, Interleukin-6 (IL6). Um nur einige Beispiele zu nennen.

Wenn es um ihr gestresstes Herz geht, interessieren mich neben diesen Werten aber noch ganz andere:

- Troponin,
- Omega 3 und Ihre
- Herzfrequenzvariabilität.

## Troponin: Oft falsch verstanden

Über Troponin bin ich schon vor mehr als zehn Jahren auf dem Schreibtisch von Lauftrainerlegende Peter Greif gestolpert. Da überraschte uns die Berliner Charité mit einer Reihe von Blutwerten, die man 78 männlichen Marathonläufern abgenommen hatte. Und zwar vor dem Lauf, nach dem Lauf und nach zwei Wochen Ruhe. Ergebnis: Bei den Läufern fanden sich hohe Entzündungswerte im Blut, darunter ein hoher Troponinspiegel. Je schneller die Läufer, desto höher die Entzündungsmarker.

Aufregung in der Läuferszene. Bekannt war: Jede Klinikambulanz untersucht bei Verdacht auf Herzinfarkt zuerst Troponin. Ist es hoch, spricht das für Infarkt. Der Grund ist klar: Troponin gehört in die Zelle und nicht ins Blut. Unter Stress setzen die Muskelzellen aufgrund der Überlastung vermehrt Troponin (genauer: die Troponin-Untereinheiten cTnT und cTnI) ins Blut frei.

Nach einem Herzinfarkt steigt Troponin etwa drei Stunden lang an, erreicht nach etwa 24 Stunden einen Höchstwert und sinkt in den kommenden zwei Wochen zurück auf den Normalwert. Nun fand man direkt nach dem Ziel einen erhöhtes Troponin bei Marathonläufern. Und fragte sich: Ist Marathonlauf lebensgefährlich?

Tja. Man könnte ja weiterlesen. Kurz nach Veröffentlichung der Berliner Studie erschien zum gleichen Thema eine Studie der Uni London. Die die Ergebnisse bestätigte. Die dann aber nicht bei der Panikmache stehen blieb, sondern die Herzen dieser Läufer genauer unter die Lupe nahm. Mit Magnetresonanz. Und feststellte, dass die gefährlichen Blutwerte zwar ansteigen, das Herz aber gesund bleibt: (O'Hanlon 2010)

- keine Funktionseinschränkung,
- keine Entzündung,
- keine Vernarbung.

Und das ist logisch. Immer, wenn Sie sich anstrengen – sei es auf dem heimischen Crosstrainer, beim Schneeschippen oder eben beim Marathon –, verletzen sich Ihre Muskelzellen ganz leicht. Bekannt als Muskelkater. Im Blut sind anschließend Entzündung und Muskelenzyme nachweisbar – und auch der Eiweißkomplex Troponin. Das ist erwünscht. Darauf baut der Trainingseffekt. Das ist uraltes Wissen. Fühlt jeder Sportler in seinem Körper.

Er weiß aber, dass dieser (zunächst schädliche) Trainingsreiz den Körper auf Dauer widerstandsfähiger macht. Und dieses *auf die Dauer* ist der entscheidende Punkt. Das wird eben in reißerischen Augenblicks-Studien nicht gemessen. Oder doch? Tatsächlich wurde die Charité-Studie längst korrigiert. Als Schlussfolgerung steht nun da (Saravia 2010/2011):

> »Wie nach einer physiologischen Herzbelastung wie einem Marathonlauf gezeigt wurde, ist eine vorübergehende Entzündung offensichtlich eines der Ereignisse, die zur Freisetzung von kardialem Troponin unter Bedingungen beitragen, die nicht mit einer irreversiblen kardialen Veränderung in Verbindung gebracht werden.«

Na also. Geht doch. Für mich heißt das Ergebnis: Nach einem Marathon interessiert mich Ihr Troponin nicht. Nach einem akuten Herzinfarkt schicke ich Sie zum Kardiologen. Was Sie bei mir finden, ist ein viel grundsätzlicheres Wissen. Es ist das tiefe Wissen darum, wie Sie den Herzinfarkt von vornherein verhindern können. Und da hilft Ihnen Troponin nicht weiter, da brauchen Sie andere Werte. Der wichtigste, wenn es um Ihr gestresstes Herz geht, ist für mich ganz klar: Omega 3.

## Omega 3: Der entscheidende Biomarker

Omega 3 ist eine essenzielle Fettsäure. Also lebensnotwendig. Haben Sie zu wenig auf dem Teller und dann in Ihrem Blut, werden Sie krank. Haben Sie den richtigen Wert Omega 3 im Blut, sind Sie vor Krankheiten geschützt. Zwangsläufig.

Warum – fragen Sie mich immer wieder – gibt es dann Studien wie die beiden im Jahr 2020 beim Kongress der American Heart Association (AHA) präsentierten STRENGTH und OMEMI, die die heilende Wirkung auf das Herz-Kreislauf-System bezweifeln, insbesondere gegen Herzinfarkt?

Ganz kurz: Die Erklärung hat nichts mit Omega 3 zu tun, sondern mit dem Konkurrenzkampf in der Karriere-Arena. Jeder, der sich in der Medizin Rang und Namen erarbeiten will, muss Studien schreiben. Und die Pharmaindustrie muss Studien schreiben lassen. Nun sind Studien, die nur Selbsteinschätzungen abfragen oder die an Tausende von Probanden Pillen verteilen und hinterher die Toten zählen, natürlich viel schneller und billiger zu machen als Studien, die auf exakten Blutmessungen beruhen. Und das am besten noch über einen längeren Zeitraum.

Professor Dr. Clemens von Schacky, Ludwig-Maximilians-Universität München, hat eine Menge von Schrottstudien auseinandergenommen. Kritisch und naturwissenschaftlich exakt. Hat zeigen können, dass die Einnahme einer bestimmten Dosis Omega 3 noch lange nicht den korrekten Blutspiegel gewährleistet. Wenn also die Deutsche Gesellschaft für Ernährung (DGE) 1 Gramm Omega 3 täglich empfiehlt, die Europäische Gesundheitsbehörde 5 Gramm täglich erlaubt, sagt das noch gar nichts. (von Schacky 2007) Fakt ist:

**Wir müssen MESSEN!**

Und zwar möglichst *in* den roten Blutkörperchen und außerdem den prozentualen Anteil von EPA und DHA an den gesamten Fettsäuren. Laut von Schacky ist ein Omega-3-Index von mehr als 8 % mit einem um 90 % (!) geringeren Risiko für den plötzlichen Herztod verbunden als ein Omega-3-Index von weniger als 4 %. Der Omega-3-Index könne daher als Ziel für die Behandlung mit EPA und DHA verwendet werden. Genau wie bei LDL-Cholesterin, schließt Schacky ganz klar,

> »könnten die Herzgesellschaften in Zukunft sehr wohl eine zielgerichtete Behandlung mit EPA und DHA empfehlen, zum Beispiel einen Omega-3-Index von mehr als 8 %.«

Das war 2007. Jetzt kommt 2019. Da wurde erstmals bei genügend Patienten Placebo-kontrolliert in der sogenannten REDUCE-IT-Studie ein Meilenstein erreicht. Ein Meilenstein in der Heilgeschichte Omega 3.

Gut 8000 Probanden bekamen ein verschreibungspflichtiges Fischöl-Präparat (Vascepa) in hoher Dosis (4 Gramm täglich), und zwar ausschließlich die Omega-3-Fettsäure EPA (Eicosapentaensäure) in hochgereinigter Form (Icosapent-Ethyl). In anderen Studien bekamen die Probanden Mischpräparate mit EPA und der Omega-3-Fettsäure DHA (Docosahexaensäure), und das in kleinen Dosierungen. Ergebnis: Nach gut fünf Jahren hatten 17,2 Prozent der Omega-3-Probanden Herzkrankheiten oder waren tot, in der Placebo-Gruppe waren es 22 Prozent. Das klingt nach nicht viel. In der Logik einer Pharmastudie haben wir es hier zu tun mit einer signifikanten relativen

**Risikoreduktion um 25 Prozent dank Omega 3.**

Und dieses Ergebnis schlug bei den Kardiologen weltweit ein wie eine Bombe. (Bhatt 2018; Bhatt 2019; Overbeck 2021)

Denn: Vor REDUCE-IT zeigten viele Studien überhaupt nichts an. REDUCE-IT aber zeigte erstmals, dass der weitverbreitete Mangel an Omega-3-Fettsäuren *verantwortlich ist* für erhebliche Teile kardiovaskulärer Erkrankungen und Sterblichkeit. Heißt übersetzt: Auch die deutsche Bevölkerung hat grundsätzlich zu wenig Omega 3. Denn immerhin sterben ja 50 % genau an diesen Krankheiten. Laut dieser Studie könnte man diese häufigste Todesursache signifikant drücken. Allein mit Omega 3. Was für eine Aussage!

Das Wichtigste noch einmal: Es wurde *gemessen*! Ohne Messung sollte man heute jegliche Vitamin-Studie, am besten auch Ernährungsstudie gleich versenken. Sie wissen schon wo … *Messen* läutet eine neue Ära in der medizinischen Forschung ein. Ganz besonders in der Ernährungsmedizin.

Und das gilt vor allem für Omega 3. Gerade hier ist nicht entscheidend, wie viel Omega 3 die Kapsel enthält, die der Mensch schluckt. Entscheidend ist ausschließlich das, was im Blut ankommt. Der Grund liegt auf der Hand: Jeder Mensch hat immer schon eine gewisse Menge Omega 3 im Blut. Schließlich isst der Mensch … Diese gewisse Menge Omega 3 unterscheidet sich von Mensch zu Mensch so stark, dass mit dem üblichen Forschungsdesign – Kapsel versus Placebo – kaum sinnvolle Ergebnisse sichtbar werden. Die gleiche Kapsel kann tatsächlich bei verschiedenen Menschen Blutwerte erzielen, die sich bis um den Faktor 13 unterscheiden. Deshalb: nicht messen, was per Kapsel reinkommt, sondern messen, was im Blut rauskommt.

An dieser Stelle könnte ich Schluss machen mit dem Thema Omega 3. Mache ich aber nicht, denn eins ärgert mich doch, und dieses Detail sollten Sie wissen: Teilnehmer der REDUCE-IT-Studie bekamen zusätzlich zu Omega 3 noch … Statine.

## Ein Wort zu Statinen

Statine greifen in den Fettstoffwechsel ein. Sie hemmen ein bestimmtes Enzym, daraufhin fällt der Cholesterinspiegel. Ein offenbar so faszinierender Effekt, dass Statine in Deutschland praktisch jedem verschrieben werden, der irgendetwas mit »Herz« hat oder nur haben könnte. Nun hatte die Londoner Forscherin Dr. Mary Seed schon in den Neunzigerjahren für Menschen mit erblich bedingt erhöhtem Cholesterinspiegel gezeigt (Seed 1990):

- Ein erhöhtes Cholesterin oder LDL-Cholesterin allein erhöht noch nicht wesentlich das Risiko für das Auftreten einer kardiovaskulären Erkrankung. Erst wenn gleichzeitig Lipoprotein (a) erhöht ist, wird Cholesterin zum Risikofaktor.
- Ein erhöhtes Lipoprotein (a) bedingt ein wesentlich erhöhtes Risiko für die Entwicklung einer Arteriosklerose.
- Liegt außer einem erhöhten Lipoprotein (a) noch erhöhtes Cholesterin oder vor allem ein hohes LDL-Cholesterin vor, steigt das Risiko nochmals stark an.
- Fazit: Nicht hohes Gesamt-Cholesterin oder hohes LDL-Cholesterin, **sondern Lipoprotein (a) ist der entscheidende Risikofaktor.**

Und den haben etwa 20 Prozent von Ihnen. Der Rest bekommt sein Statin möglicherweise fälschlich. Bekommt es, weil Statine so verführerisch den Wert des LDL-Cholesterins senken. **Die Zahl – aber nicht das Risiko**! Dazu kommen die bekannten, dramatischen Nebenwirkungen von Statinen. Googeln Sie ruhig einmal nach.

Was also, wenn die Probanden der REDUCE-IT-Studie parallel zu Omega 3 *keine Statine* eingenommen hätten? Sodass Omega 3 ungestört hätte wirken können? Vielleicht ergibt sich eines Tages die Gelegenheit, auch einmal dies zu prüfen. Doch wie auch immer es ausgeht: Molekularmediziner wissen längst, wie Omega 3 im Blut, in den Zellen und auf das gestresste Herz wirkt:

- **Elastische Zellen**: Unsere Zellen bauen Omega-3-Fettsäuren in ihre Zellmembranen ein. Sie sorgen dafür, dass Zellen elastisch und auf gesunde Weise durchlässig bleiben. Besonders wichtig unter Beschuss von Stresshormonen und radikalen Sauerstoffspezies, die z. B. durch UV-Strahlung entstehen, durch Nikotin und Alkohol, sie kommen aber auch als Nebenprodukt des ganz natürlichen Stoffwechsels vor.
- **Entzündung runter**: Omega 3 unterstützt die Produktion entzündungshemmender Signalstoffe. So wirkt es gegen Thrombose, gegen Entzündung und für mehr Abwehrkraft. Wichtig, weil Stress Entzündungen antreibt.
- **Arterien auf**: Omega-3-Fettsäuren entspannen unsere Blutgefäße und vermindern Thrombose. (Tziomalos 2007) Omega 3 gilt auch als blutdrucksenkend. Bei Stress also wichtig, denn Stress treibt den Blutdruck hoch.
- **Blutfluss rauf**: Eingebaut in unsere roten Blutzellen (Erythrozyten), wirkt Omega 3 positiv auf den Blutfluss. Gut bei Stress, weil unter Stress Arterien verstopfen.
- **Weniger Herztod**: Ein hoher Gehalt an Omega 3 im Blut verhindert praktisch jeden Herztod. (Harris 2007) Besonders wichtig bei Stress, weil Stresshormone das Herz austicken lassen.

Kurz: Omega 3 ist ein wichtiger Biomarker für Ihre Herzgesundheit. Bei Stress. Messe ich regelmäßig.

## Das Herz tanzt mit Magnesium

Viele stressbedingte Herzrhythmusstörungen, mit denen Sie zu mir kommen, sind eigentlich keine. Was viele nicht wissen: Je *unregelmäßiger* das Herz in Ruhe schlägt, desto entspannter ist der Mensch. Und das lässt sich messen anhand der Herzfrequenzvariabilität, kurz HRV. Damit ist die ganz natürliche Variation der Zeit zwischen zwei Herzschlägen gemeint. Ein gesundes Herz ist eben keine Maschine. Schauen wir auf die Millisekunden zwischen den Herzschlägen, sehen wir dort ständig Abweichungen. Ich formuliere es gerne so:

**Das gesunde Herz tanzt.**

Die HRV ist also ein guter Indikator für den Erholungszustand eines Menschen. Sie können Ihren persönlichen Herztanz heute sogar selbst messen: Pulsuhren »lernen« über eine bestimmte Zeitspanne, was bei Ihnen »völlige Ruhe«, was bei Ihnen »völlige Erschöpfung« bedeutet, und machen Ihnen dann Vorschläge. Zum Beispiel, wie lang Sie bis zum nächsten Training regenerieren sollten.

Das Dumme daran: Die HRV sinkt, also das Herz wird regelmäßiger bei vielen Arten von Erschöpfung. Nicht nur durch Training, sondern auch durch Stress, durch Lampenfieber, Nervosität, durch schwarze Gedanken. Und dadurch wird das Ganze ein kleines bisschen schwierig.

Denn die HRV-Methode kann eben nicht einzelne Stressfaktoren identifizieren, sondern nur den gesamten Effekt der verschiedenen Ursachen von Belastungen des Nervensystems. Aber dennoch: Ich mag die Idee. Das gesunde Herz tanzt. Je unregelmäßiger, desto erholter Ihr Herz. (Fletcher 2011)

Wie man sein Herz nun zum Tanzen auffordert, zeigt eine Studie aus Halle in Westfalen. 100 Probanden wurden in zwei Gruppen aufgeteilt. Die einen bekamen drei Monate lang jeden Tag 400 Milligramm

Magnesium und absolvierten ein Kraft- und Ausdauertraining, die anderen trainierten, bekamen aber nur Placebo. Ergebnis: Wer Magnesium bekam und trainierte, dessen Herz tanzte signifikant mehr. Auch die Vagusaktivität und damit die Adaptions- und Regenerationsfähigkeit des Körpers nahm durch die Magnesium nachweislich zu. (Wienecke 2016) Fazit:

**»Personen mit psychischem und physischem Stress können von einer täglichen Magnesiumzufuhr profitieren.«**

Auch Magnesium messe ich bei Ihnen regelmäßig. Denn Magnesium lässt nicht nur Ihr Herz tanzen, sondern räumt weitere Stressfolgen aus dem Weg: Unruhe, Reizbarkeit, Konzentrationsschwäche, Schlafstörungen und sogar Depressionen. Das vor allem – siehe die Studie aus Westfalen –, wenn über einen langen Zeitraum auch Sport getrieben wird. Schon kommen Sie mit der nächsten Frage: Wie viel Sport eigentlich?

Sie kennen meine Antwort: Laufen. Viel laufen. Lange laufen. Ein schönes Ziel ist der Marathon. Nur: Mit einem gestressten Herzen? Muss man da nicht sofort aufhören mit der Lauferei? Nicht unbedingt. Lesen Sie selbst:

»Ich habe jetzt bald mein Einjähriges nach dem plötzlich und unerwarteten Herzinfarkt. Statine und Blutdrucksenker habe ich bereits abgesetzt, die Begeisterung meines Kardiologen können Sie sich ja vorstellen. Aber meine Blutwerte messe ich jetzt regelmäßig, und die Aussage im letzten Bericht bestätigen mich: ›**KEINE** Plaques mehr sichtbar.‹ Trotzdem der Kardiologe mit der Therapieempfehlung: LDL muss runter auf 50 mit Statinen … Das sei halt so. Warum auch immer.«

Nun denn: Der Mann hat sich belesen. Und ist seinen eigenen Weg gegangen. Ohne Pharma:

> »Meditation, Eiweiß, Vitamine und so weiter nach Ihren Empfehlungen und natürlich laufen, laufen, laufen. **Der Lipoprotein (a)-Wert** hat sich bereits **HALBIERT.** Und HDL ist gestiegen um 50 %. Mir geht's trotz geschäftlicher Coronakrise einfach richtig gut. Danke!«

Und dann folgt das Unerwartete. Was ich nur noch zu hoffen wage, kaum ausspreche, weil ich weiß, dass ich Ihnen damit auf die Nerven gehe. Nur: Es gibt sie ja wirklich noch, die energisch zupackenden Unternehmer, die es mit der Eigenverantwortung zunächst für sich, dann für ihre Familie, schlussendlich für ihre Mitmenschen (das strahlt aus) wirklich ernst meinen. Es folgt also als Schlusssatz:

> »Für meinen ersten Marathon habe ich Hamburg im Frühjahr geplant und schaffe im Folgejahr die Voraussetzung für mein Ziel Boston-Marathon.«

Erinnert mich an Mister De Mar, genannt »Mr.-Boston-Marathon«. Der Mensch, der den Boston-Marathon am häufigsten gelaufen ist. Der dann – tot umgefallen, seziert – dreimal mehr Herzkranzgefäße hatte als Otto Normalspazierer, und die waren bis zu zweieinhalb Mal dicker. Medizin am laufenden Menschen: Für viele Schulmediziner etwas völlig Unbekanntes.

# Sex und Libido: Zu viel Druck macht tote Hose

Ein junger Ingenieur, fast Leistungssportler, also sehr schlank, fit, muskulös erzählt mir ganz unmöglichen Mist. Das Wort benutze ich ganz bewusst. Mist? Lesen Sie die Liste selbst.

»Allgemeine Energielosigkeit. Schnelle körperliche Überlastung (auch beim Kochen, Duschen, Sprechen, Lachen, Musikhören). Häufig zu schneller Puls (130/min). Schlechter Schlaf. Dabei ›bestimmende‹ Müdigkeit (der Gedanke: ›Ich MUSS schlafen gehen‹). Schwindel, Unwohlsein nach Sprechen und Lachen. Lufthunger. Zu wenig Sauerstoff pro Atemzug. Fiebriges Gefühl bei normaler Temperatur. Ständig erkältet. Reizhusten über Monate. Nur noch erschöpft.«

Na gut. Solche Schilderungen hör ich öfter. Aber bei einem jungen, körperlich und geistig hochleistungsfähigen Mann? Natürlich hat der sich untersuchen lassen: Allergietestung (negativ), großes Blutbild (in Ordnung), Operation Nasenscheidewand, Ultraschall Herz, Belastungs-EKG, Lungenfunktion, Ultraschall Organe, erneutes Blutbild. Alles in Ordnung. Scheinbar. Große Frage: Was läuft hier falsch?

## Keine Energie? Tiefes Testosteron!

Sitzt man mit einer solchen Null-Diagnose beim gewöhnlichen Hausarzt, kommt reflexartig die Diagnose: »Psychische Probleme«. Oder: »Überfordert, zu viel Stress.« Bei den Schwiegereltern am Kaffeetisch heißt's etwas deftiger: »Der spinnt doch.« Ich meine, das alles sind Ausweichmanöver. Eigentlich sagt man Ihnen doch nur: »Ich weiß es auch nicht.«

Was genau bei Ihnen aus dem Ruder gelaufen ist, das wissen wir in Roth auf Anhieb auch nicht. Aber wir wissen, wie wir hinter den Vorhang der unklaren Symptome schauen. Wir messen. Und wir finden. Hier war es wieder einmal ein katastrophales Aminogramm. Sprich: Viel zu wenige Aminosäuren im Körper, daher auch keine Chance auf ein funktionierendes Immunsystem, auf einen starken Stoffwechsel, auf fitte Enzyme und Hormone. Dazu kamen noch

- wenig Kalium und Magnesium – daher das rasende Herz
- und viel zu wenig Testosteron – daher die Schlappheit.

Der junge Mann hat verstanden, hat nachgemessen und berichtet nach vier Monaten:

> »… habe die Werte kontrollieren lassen. Sie gehen alle in die richtige Richtung, nur wird es noch einige Zeit dauern, bis die Höchstwerte (mein Motto: Alles oder nichts) erreicht sind. Körperlich kann ich mir schon wieder ein bisschen was zumuten.«

Was diese Heilungsgeschichte zeigt? Das Problem war nicht Stress, sondern tiefes Testosteron. Wann hat ein Mann tiefes Testosteron? Sie ahnen es: bei Stress. Und gibt es nun einen Ausweg aus diesem Teufelskreis? Natürlich. Und der ist mal wieder sehr viel einfacher, als es den Pharmakonzernen recht ist.

Warum Männer bei Stress zu wenig Testosteron haben, hat vor zehn Jahren schon Dirk Hellhammer herausgefunden, ein Psychobiologe an der Universität Trier. Dem *Spiegel* erklärte er:

»Ausgerechnet die aktiven, dominanten Männer, die nix anbrennen ließen, hatten eine niedrige Spermienzahl und niedrige Testosteronwerte.«

Das untersuchte Hellhammer an männlichen Ratten im Labor. Er setzte sie unter Stress und – nach ihrem Tod – auf den Seziertisch. Und siehe da:

»Bei diesen Aktivlingen, die sich in einem ständigen Arbeitsmodus mit hohem Stresspegel befinden, verteilt sich das Blut so, dass sich die Gefäße überall dort, wo es nicht lebenswichtig ist, zusammenziehen – auch in den Fortpflanzungsorganen. So wird der Hoden weniger durchblutet, und dadurch wird die Produktion von Testosteron gedrosselt.«

Erstaunliches Fazit: Stress klemmt die Fruchtbarkeit ab und das ausgerechnet bei den fittesten, aktivsten Männern. Was hilft? Simpler geht's nicht: Hellhammer verordnete 15 gestressten Männern, die seit fünf Jahren gemeinsam mit ihrer gesunden Frau vergeblich auf Nachwuchs warteten, ein vier Monate dauerndes **Entspannungsprogramm**. Privater Stress wurde zusätzlich in einer Paartherapie abgebaut. Ergebnis: Sieben Schwangerschaften. (Shafy 2011)

## Stress schwächt die Fruchtbarkeit

Zu wenig Schlaf, hartes Training, emotionaler Stress – alle Arten von Stress in unserem Leben führen zu *oxidativem Stress* für unsere Zellen. Hauptangreifer sind »freie Radikale«. Und diese Radikale sind eigentlich ganz normale Zwischenprodukte innerhalb des Zellstoffwechsels. Nur: Wenn zu schnell zu viele davon entstehen, fehlen den Molekülen die richtigen Reaktionspartner. Dann nehmen sie einfach andere

Moleküle, zum Beispiel aus Zellwänden, reagieren mit diesen und machen sie dabei versehentlich kaputt.

Das passiert auch in den Hoden. Chronischer Stress führt zu oxidativem Stress in den Keimzellen. Dieser Stress kann die Mobilität der Spermien stark einschränken und sogar die DNA der Samenzellen zerstören. Auch hier hilft konsequentes Stressmanagement; gute Erfolge erzielen außerdem antioxidative Therapien. Sprich: Vitamine.

Bei Frauen kann chronischer Stress Zyklusstörungen auslösen, in schweren Fällen stellen die Eierstöcke die Arbeit komplett ein. Das ist wichtig für alle zu wissen, die sich mit gynäkologischer Reproduktionsmedizin und mit Andrologie beschäftigen (müssen). Es geht eben nicht nur um Fruchtbarkeit, es geht um Stress. Und manchmal ist es gerade der dringende Wunsch nach einem Kind, der diesen Stress auslöst: bei 3 bis 4 Prozent der Paare tritt eine Schwangerschaft nach Abschluss der Kinderwunschbehandlung ganz spontan ein. (Wischmann 2006)

Das kommt davon, wenn man sich locker macht …

# Schlechtes Bauchgefühl: Wie Leber, Magen und Darm auf Stress reagieren

Im Deutschen gibt es einige Worte, die sich nicht in andere Sprachen übersetzen lassen. »Fernweh« gehört dazu, »Torschlusspanik«, »Weltschmerz« und eben auch … »Kummerspeck«. Trauriger Schinken ist damit nicht gemeint. Sondern das, was sich über dem Hosenbund langsam auftürmt, wenn wir uns über längere Zeit mit zu viel Schokolade, Pizza oder Bier zu trösten versuchen. »Comfort food« sagt der Engländer dazu. Als wirklicher Trost funktioniert Frustfressen freilich nicht. Dennoch begraben viele von uns dunkle Gefühle – Wut, Angst Stress – unter Bergen von Essen. Grund genug, jetzt einen Blick auf folgende Stressfolgen zu werfen:

- Stressbauch
- Reflux
- Leber
- Darm
- Typ-2-Diabetes

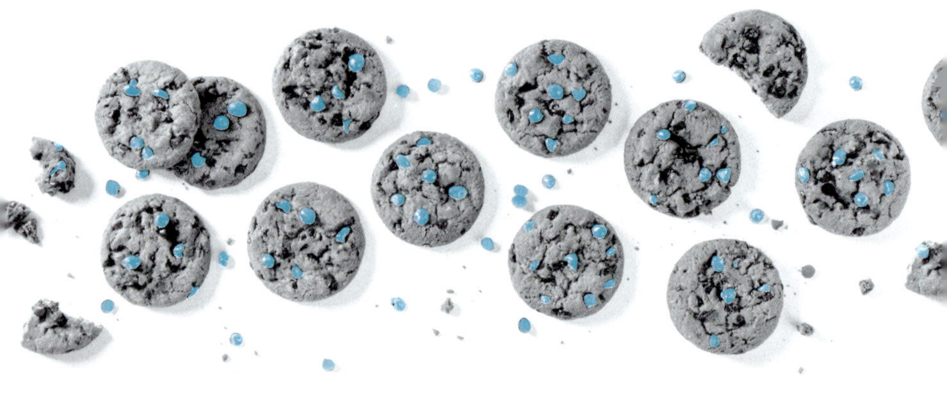

## Tschüss, Stressbauch

»Etwa ein Drittel gehört zu den emotionalen Essern«, schätzt Michael Macht, Professor für Psychologie an der Universität Würzburg. Dabei ist nicht jeder Stressfutterer gleich anfällig für Kummerspeck. Gefährlich wird es erst dann, wenn sich permanentes Essen als einziges – dysfunktionales –Stress-weg-Mittel durchsetzt. Studien zeigen, dass diejenigen, die sich selbst als besonders starke emotionale Esser einschätzen, während trauriger Filme oder nach stressigen Prüfungssituationen messbar viel mehr essen als andere. (van Strien 2012)

Ob ein Mensch Kummerspeck ansetzt oder nicht, hat also viel damit zu tun, welche Bewältigungsmuster er rund um das Thema Stress entwickelt – und das wiederum hängt von den Routinen ab, denen er in seinem Leben begegnet.

Fragt man sich: Warum setzen sich bestimmte – ungesunde – Routinen durch und andere – gesunde – setzen sich nicht durch? Das hat etwas mit unseren Hormonen zu tun: Süße und fettige Lebensmittel unterdrücken die Ausschüttung von Stresshormonen wie Cortisol. So entsteht ein Gefühl kurzfristiger Glückseeligkeit – und langfristig ein Stressbauch.

Schokolade, Pizza und Bier treiben den Blutzucker hoch. Und hoher Blutzucker lässt das viszerale Fett im Bauch immer dicker werden. Gemeint ist also nicht das Fett direkt unter der Haut (»Schwabbel«), gemeint sind die Fettreserven, die sich rund um Ihre Organe legen und den Bauchraum immer mehr auftreiben (»Plauze«, »Ranzen«, »Bierbauch«). Das kann gefährlich werden. Und sehr unangenehm …

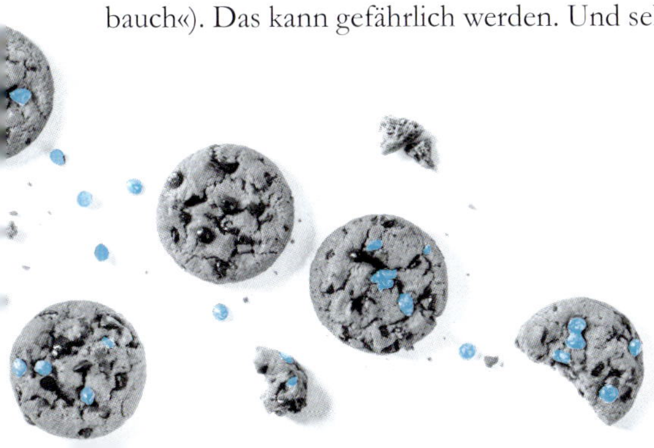

## Wie dick ist zu dick?

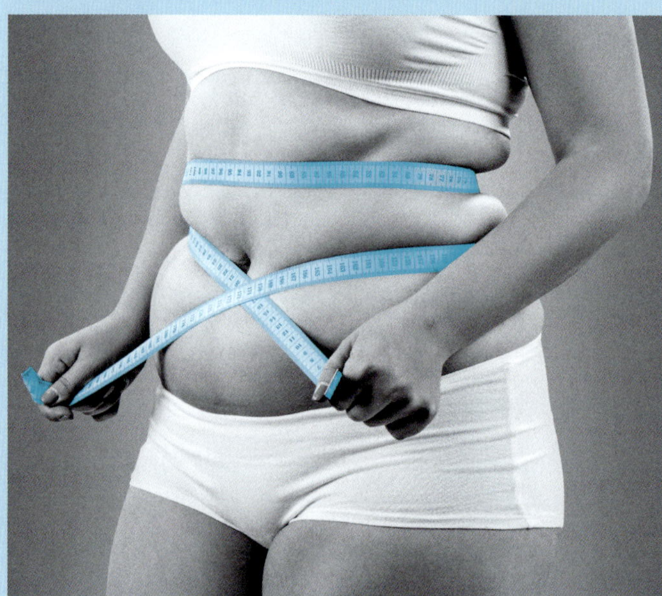

Mehr als 88 Zentimeter Bauchumfang bei Frauen und mehr als 102 Zentimeter bei Männern sind gefährlich. Dann ist der Anteil an viszeralem Fett im Bauch zu hoch. Der Grund: Bauchfett produziert aktiv entzündungsfördernde Botenstoffe. Unter chronischer Entzündung geht das Immunsystem in die Knie. Das Risiko für Typ-2-Diabetes, Herz-Kreislauf-Erkrankungen und Herzinfarkte steigt. Ideal ist Bauch- oder Taillenumfang bei Frauen unter 80 Zentimetern, bei Männern unter 94 Zentimetern.

# Saure Grüße aus der Magengrube

**Sodbrennen** kennen viele von Ihnen. Kann sehr, sehr unangenehm sein. Besonders, wenn man nachts mit der Säure im Mund aufwacht … Dabei sollte Sodbrennen unmöglich sein. Schließlich gibt es zwischen Speiseröhre und Magen ein Ventil. Und das ist zu. Außer natürlich, der Magen wird jahrelang von unten hochgedrückt, hoch gequetscht gegen das Zwerchfell, und das Ventil wird aufgedrängt. Freilich kann dann Säure nach oben steigen. Nennt sich auch »Reflux«.

Sie haben mich schon verstanden: Was drückt denn den Magen nach oben? Genau. Und wenn Sie diese 20 Kilos da unten einfach loswürden? Dann müsste der Magen wieder nach unten fallen und das Ventil sich wieder schließen. Logisch.

## Von wegen »Magenschutz«

Und wenn Sie schlank sind? Auch dann können Sie Reflux haben. Ausgelöst oder verstärkt durch Stress. Der Arzt spricht dann gerne vom »nervösen Typ« mit mehr Magensäure. Und verschreibt Säureblocker. Harmloser genannt: »Magenschutz«. Tabletten, von denen ich lange Zeit überzeugt war, dass sie nicht schaden. Heute weiß ich's zum Glück besser: Zwar reduziert das Medikament Ihre Magensäure tatsächlich drastisch. Beschwerden wie Sodbrennen oder Reflux bessern sich in kurzer Zeit. Aber: Jede Magie hat ihren Preis. Und der Preis, den Sie mit Ihrer Gesundheit für regelmäßig eingenommene Magensäureblocker zahlen, der ist hoch.

**Chronische Entzündung**: Magensäureblocker verändern die Bakterienbesiedlung im Darm. Das kann zu Leaky Gut und damit zu chronischen Entzündungsreaktionen im gesamten Körper führen. Und chronische Entzündung im Gehirn bedeutet: Depression.

**Depression**: Enzyme, die für die Verdauung von Proteinen notwendig sind, werden durch Magensäureblocker nicht mehr aktiviert. Langfristig führt das zu Eiweißmangel, zu einem Mangel an essenziellen Aminosäuren. Das wiederum kann Depressionen, Schlafstörungen und, besonders wichtig, ein geschwächtes Immunsystem zur Folge haben.

**Immunsystem**: Magensäureblocker reduzieren die Aufnahme von Zink, einem der wichtigsten Mineralstoffe des Körpers. Zinkmangel schwächt Ihr Immunsystem. Es verstärkt Allergien, führt zu Hautproblemen. Zink ist eine starke Waffe gegen z. B. Neurodermitis oder Ekzem.

**B-12-Mangel**: Während der Einnahme von Magensäureblockern ist die Aufnahme von Vitamin B12 reduziert. Es kommt im Laufe von Monaten zu einem Vitamin-B12-Mangel. Die Folgen kennen Sie: Blutarmut (Anämie), Nervenschäden wie Polyneuropathie, Missempfindungen bis hin zu psychischen Störungen.

**Demenz**: Durch die dauerhafte Einnahme von Magenblockern steigt das Risiko an Demenz, also Verblödung. Bei jungen Menschen kann man bereits nach einer Woche eine Abnahme des IQ registrieren.

**Nervosität und Stress**: Magensäureblocker reduzieren die Aufnahme von Magnesium. Ausgerechnet. Dem Salz der inneren Ruhe. Bei unserer heutigen Stressbelastung ein unerlässlicher Nervenschutz. Magnesiummangel führt außerdem zu Muskelkrämpfen beim Sport genauso wie zu Herzrhythmusstörungen. Leider verstärkt Magnesiummangel psychische Probleme (fehlende innere Ruhe) und reduziert außerdem die Stabilität Ihrer Knochen.

## Raus aus dem Teufelskreis

Genug schwarzgemalt? Sie schütteln sich? Sind bereits überzeugt, wollen's absetzen? Dann sollten Sie wissen, worauf Sie sich einlassen: Wie Psychopharmaka machen auch Magensäureblocker abhängig. Beim Absetzen kann es zu einem sogenannten Rebound-Effekt kommen, es wird überschießend viel Magensäure produziert. Mit all den lästigen, Ihnen bekannten Folgen. Das kann Tage bis Wochen anhalten. Muss aber nicht. Lesen Sie selbst:

> »Vitamin B-Komplex + Zink haben meinen ›unheilbaren‹ Reflux innerhalb weniger Tage Einnahme geheilt!!!«

Wie das? Nach einiger Recherche hatte dieser Patient die zündende Idee: Die Magensäureproduktion ist abhängig von B1, B6 und Zink. Mangelt es an diesen Stoffen, so wird weniger Magensäure produziert. Der PH-Wert des Magens steigt, und der Magen schließt nicht mehr richtig. Ist die Magensäureproduktion erst einmal beeinträchtigt, können diese Stoffe auch nicht mehr aus der Nahrung gelöst werden. Ein Teufelskreis entsteht. Abhilfe? B-Komplex und Zink täglich. Was dann passiert?

> »Schon am ersten Tag ein unglaublich befreiendes Gefühl: Kein Sodbrennen mehr, keine Übelkeit, keine Säure, die sich nachts in den Mund schleicht. Magensäure-Blocker nach jahrelanger Einnahme abrupt, ohne Ausschleichen und ohne Rebound-Effekt abgesetzt. Vielen Dank dafür, dass Sie uns anregen mitzudenken und Eigeninitiative zu ergreifen.«

Ganz, ganz langsam lernen wir: Es gibt tatsächlich eine fröhliche Welt ohne all die vielen Molesten, die wir jeden Tag so hinnehmen. Diese Welt kennt den Mangel an essenziellen Vitalstoffen nicht. Und mehr noch: Sie kennt auch den Müll nicht. Also Zucker und Mehl. Leere Kohlenhydrate. Sie ahnen schon, was passiert, wenn man auch die noch weglässt:

> »Ich habe über manche Jahre an Reflux gelitten. Vieles versucht – Ratschläge vom Arzt und von Freunden – keine Tomaten zur Nacht; kein Alkohol. Seit etwas mehr als einem Jahr verzichte ich (nicht immer ganz konsequent – aber immerhin!) auf PaKaReBro (Pasta, Kartoffeln, Reis, Brot). Absolut kein Reflux mehr!! Nicht ein einziges Mal. Wunderbar – nicht mehr aufstehen und mit tränenden Augen Nachtwandeln, bis der Anfall vorüber ist!«

Freilich: Jede Ihrer Heilungen ist einzigartig. Tatsächlich haben Sie aber immer wieder mit den gleichen Strategien Erfolg: Müll raus, fehlende Vitalstoffe rein. Ich sehe es in der Praxis immer wieder: Die einzig wirkliche Heilung – also nicht nur Unterdrückung – von Reflux und Sodbrennen gelingt fast immer mit strikt No-carb.

Außerdem: B-Vitamine und Zink. Bei einigen wenigen meiner Patienten fehlten weitere essenzielle Nährstoffe. Also? Messen. Die Blutanalyse.

## Dauerstrapaze löchert den Darm

Weniger Kohlenhydrate kombinieren Sie am besten mit mehr heimischem Obst und Gemüse. Sehr viel mehr. Tut auch den Darmbakterien gut, weil Ballaststoffe der Grundstoff sind, aus dem sie die wichtigen kurzkettigen Fettsäuren Acetat, Butyrat und Propionat bilden. Diese senken den pH-Wert im Darm (heißt: sie machen den Darm »saurer«) und verhindern so die Ansiedlung krank machender Keime. Falls Sie mit Obst und Gemüse nicht weiterkommen: Darmbakterien gibt's auch in der Apotheke. Moment: Darmbakterien!?

## Sind Darmbakterien nicht ... igitt?

Es ist noch gar nicht so lange bekannt, dass in Ihrem Dünn- und Dickdarm eine Menge – ein bis zwei Kilo – Bakterien, Pilze und Viren leben, die entscheidend an Ihrer Gesundheit mitarbeiten. Jedes winzige Mitglied dieser Untergrund-Gang ist höchst vital, und es verdaut Ihre Nahrung, hilft dem Immunsystem mit der Produktion der schon erwähnten Substanzen Butyrat und Propionat, es reguliert Wachstum und Heilung der Darmwand und produziert sogar Vitamine und Hormone.

- Bakterien der Gattung Bacterioides produzieren **Biotin (Vitamin B7)**, **Riboflavin (Vitamin B2)** und **Panthothensäure (Vitamin B5)**
- Bakterien der Gattung Prevotella stellen **Thiamin (Vitamin B1)** und **Folsäure (Vitamin B9)** her

Die Darmflora produziert außerdem die Vitamine B12 und K – leider passiert das vor allem im Dickdarm, wo nur ein geringer Teil dieser wertvollen Vitalstoffe in den Körper aufgenommen werden kann.

Ist der Stoffwechsel gesund, arbeiten im Darm sehr viele unterschiedliche Bakterienstämme in optimalem Verhältnis zusammen, und dann stimmt zumeist auch die selbst gemachte Versorgung mit Mikronährstoffen. Ist der Stoffwechsel nicht gesund – das ist bei vielen übergewichtigen Menschen der Fall –, dann lebt im Darm zumeist keine Vielfalt von Bakterien; außerdem findet sich dann keine gesunde Verteilung der verschiedenen Bakterienstämme. Neben Übergewicht stören auch Medikamente die gesunde Darmflora (vor allem Antibiotika), ungesunde Ernährung (Fast Food, Süßigkeiten, Softdrinks) und ungünstige Lebensgewohnheiten (ausdauerndes Sitzen).

»Darmbakterien? Egal. Sieht doch niemand.«

Tja. So könnte man denken. Aber Darmbakterien sind als Teil der »Mikrobiom-Hirn-Achse« lebenswichtig. Und was sie tun, das sieht man durchaus. Haben wir die falschen, zu wenige oder gestörte Bakterien im Darm, begünstigt das sehr ernste Krankheiten wie (Wolf; Calabrese 2020, 334)

- Reizdarm
- Chronische Darmentzündung
- Depressionen
- Autismus
- Angststörungen
- Alzheimer
- Multiple Sklerose
- Adipositas (»Fettleibigkeit«)
- Diabetes (»Zuckerkrankheit«)
- Metabolisches Syndrom (Übergewicht plus Bluthochdruck plus gestörter Zuckerstoffwechsel plus gestörter Fettstoffwechsel)
- Herz-Kreislauf-Erkrankungen
- Rheuma

## Was Stress im Darm anstellt

Und das alles hat mit Stress zu tun. Stress wirkt direkt auf den Darm. Dass sich die Darmbewegungen (»Darmmotilität«) bei Stress verlangsamen oder auch beschleunigen, kennen wir bereits vom Thema Säbelzahntigerangriff. Es passiert aber noch viel mehr …

**Schädliche Bakterien werden noch schädlicher:** Das Stresshormon Noradrenalin ist in der Lage, pathogene Bakterien noch ungesünder zu machen, als sie es ohnehin schon sind. Das betrifft vor allem E. coli und Clostridium jejuni. Entzündungen im Darm werden so ausgelöst oder verstärkt.

**Der Darm wird durchlässig (Leaky Gut):** Die Zellen der Darmschleimhaut (»Enterozyten«) haben eigene Rezeptoren für bestimmte Stresshormone (CRF = Corticotropin-Releasing Factor). Verbinden sich diese Hormone mit den Schleimhautzellen, wird Histamin freigesetzt. Ein biogenes Amin. Histamin brennt, tut weh, kennt man aus Bienengift. Im Darm erhöht Histamin die Permeabilität: Der Darm kriegt Löcher.

Das passiert über weitere Reaktionsketten: Bei Stress schüttet der Körper **Zytokine** aus. Das sind Botenstoffe, die bei einer Reaktion des Immunsystems gebildet werden und die Abwehrzellen aktivieren. Sie sind aber leider auch verantwortlich dafür, dass die Darmwand aufbricht und dass durch die entstehenden Löcher Keime in den Körper wandern.

Passiert das nur gelegentlich, ringt das Immunsystem diese Eindringlinge sofort nieder. Treffer, versenkt. Ist freilich das Immunsystem aufgrund von Nährstoffmängeln (messe ich täglich in Ihrem Blut) oder von psychischem Stress (unser aller Alltag) oder anderen Belastungen (Giftstoffe und Co.), vorgeschädigt, kann ein Leaky Gut das Immunsystem schnell überfordern. Das Risiko von chronischen Erkrankungen steigt.

## Leaky Gut

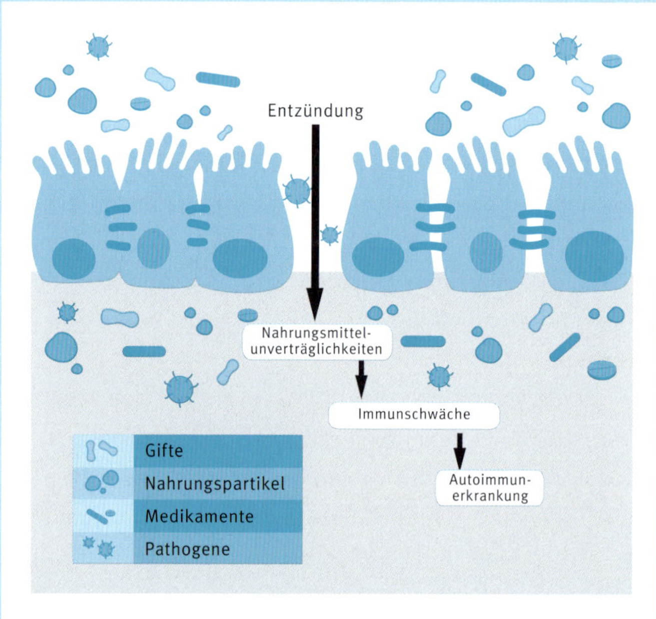


Im gesunden Darm sind die Zellen der Darmwand über **»tight junctions«,** also enge Verbindungen verzahnt. Die Darmwand ist dicht.

Bei einem Leaky Gut, wörtlich übersetzt »undichten Darm«, sind diese Verbindungen offen. Es entstehen winzige Löcher, durch welche Stoffe aus dem Darm in den Blutkreislauf, in den Körper eindringen können.

Dazu gehören Bakterien und Giftstoffe, die nur im Darm vorkommen sollten, dazu gehören auch nicht komplett verdaute Nahrungspartikel. Das Immunsystem registriert diese Stoffe und reagiert darauf. Wenn die Darmwand chronisch undicht ist, entstehen chronische Entzündungen, die überall im Körper auftreten können und letztendlich zu Autoimmunerkrankungen führen können: Diabetes, Multiple Sklerose, Psoriasis oder Rheuma. Bei **Autoimmunerkrankungen** greift das Immunsystem körpereigene Strukturen an, also Zellen und Organe.

## Der Darm mag Tryptophan

Darmbeschwerden nehmen in der westlichen Welt fast dramatisch zu. Vielleicht können auch Sie ein Lied davon singen. Also Unverträglichkeiten, Blähungen, Krämpfe, Schmerzen, Durchfall. Das Ganze bis hin zu blutigen Darmentzündungen (Ulcerosa, Crohn). Doch es gibt Lichtblicke.

Dank des Medizin-Nobelpreises 2018 erwacht bei uns Ärzten das Bewusstsein von der zentralen Rolle des Immunsystems. Auch das des Darmes. Wenn wir, fragen wir uns, das Darm-Immunsystem sehr viel stärker machen, würden dann Ihre Darmbeschwerden verschwinden? Spoiler: So ist es. Sie verschwinden.

Das zeigt eine Entdeckung aus dem Jahr 2017. Zunächst gemacht an Mäusen. Man hat bei denen gefunden, dass eine bestimmte Bakteriensorte (Lactobacillus reuteri) die Immunzellen in der Darmwand vermehrt. Nur braucht dieses Bakterium dazu

**Tryptophan**

Unabdingbar. Diese Bakterien haben nicht nur Mäuse, sondern auch wir Menschen in der Regel im Darm genügend. Aber eben nicht … Tryptophan. Könnte man in der Apotheke besorgen und schlucken. Jedenfalls: Wenn die Forscher Tryptophan im Mäusefutter verdoppelten, erhöhte sich die Anzahl der Immunzellen um die Hälfte. Wenn sie die Tryptophanmenge halbierten, fiel die Zahl der Immunzellen um die Hälfte. Ein sehr sauberes, übersichtliches Experiment. Also schlagen die Forscher vor: hohe Tryptophanspiegel in Gegenwart von Lactobacillus reuteri. Um die Anzahl der Immunzellen im Darm zu erhöhen. (Cervantes-Barragan 2017)

Und genau darum geht es. Um das stärkere Immunsystem. Auf die Idee, Ihre Darmbeschwerden mit Tryptophan zu behandeln, war ich zuvor noch nicht gekommen. Aber vielleicht hat der eine oder andere von Ihnen diese Methode längst entdeckt? Aus Versehen, als Sie den Versuch unternahmen, Ihre leichten Depressionen mit Tryptophan zu vertreiben?

## Stress verfettet die Leber

Stress zerstört also – nicht zuletzt über den Darm – unser Immunsystem. Bakterien und Viren haben daraufhin ein lustiges Leben. In Ihnen! Stress senkt Ihr Testosteron, das ist Ihr Antriebshormon. Den Motor, der Sie das verwirklichen lässt, was Sie schon immer machen wollten: Laufen, richtig essen, sich freuen, lieben …

Wir messen Stress mithilfe des Stresshormons Cortisol. Sollwert unter 100 µg/l, am besten bei 50 µg/l. Vormittags. Wie man das erreicht? Ich kenne nur Meditation und/oder Laufen. Ein drittes kenne ich nicht, und das sage ich Ihnen in meiner Praxis exakt so. Woraufhin Sie typischerweise Folgendes tun: nichts. Und warum nicht? Weil Sie all das bisher Gesagte so wenig interessiert. Sie nicht aufschreckt. Noch nicht einmal die Testosteron-Story. Deshalb habe ich es anders versucht. Mit dem Wort

**Fettleber.**

Das lässt viele von Ihnen aufhorchen. »Fettleber« verbreitet Schrecken. Und das ist gut so, denn sie gehört zum »tödlichen Quartett« aus Fettleber, Fettleibigkeit, Diabetes und Bluthochdruck. Ist Hintergrund für die häufigste Todesursache in Deutschland.

Eine hochelegante, biochemische Erklärung für das Entstehen der Fettleber bietet uns Professor Stephan Herzig im deutschen Krebsforschungszentrum. Er konnte zeigen, dass Stress, also Cortisol den HES1-Spiegel in der Leber senkt. Ein Protein, das fettabbauende Enzyme aktivieren würde. Würde! Unter Cortisol aktiviert es nichts mehr. Dann steigt der Fettspiegel in der Leber, Fett wird eingelagert.

Das ist der Grund, warum laut WHO 70 Prozent aller Krankheiten durch Stress mitbedingt sind. Weshalb …

- es eine gute Idee ist, in die Krebstherapie »täglich eine Stunde Entspannung mit Yoga« zu integrieren, so wie es Professor Dean Ornish, Universität San Francisco, in seiner bahnbrechenden »Low-Tech-Herztherapie« praktiziert
- ich es als meine Hauptaufgabe als Vater betrachtet habe, von meinen Kindern Stress fernzuhalten. So gut es geht. Und nicht etwa »zu erziehen«. Das habe ich mir nie angemaßt. Kann ich gar nicht …
- und weshalb Sie täglich meditieren nicht etwa sollten, sondern *müssen*. Wobei Meditation das Gleiche bewirkt wie lange Läufe.

Bringt uns zum Thema: Heute schon gelaufen? Nicht? Dann schnell raus vor die Tür …

# Depression und Angst: Stress frisst Seele auf

Wer von Stress spricht, von Resilienz gegen Stress, der kommt um die finsteren Themen Depression und Angst nicht herum. Beides ist eben nicht nur eine Frage der familiären Veranlagung, sondern eine Langzeitfolge von Stress. Und damit eine gute Nachricht: Wenn es gelingt, im Körper eine Mauer gegen den Stress zu bauen, dann schützt diese Mauer auch die Seele. Schauen wir uns also an, wie Stress die Seele auffrisst:

- bei einem meiner Patienten – und wie er sich aus dem dunklen Loch hervorgekämpft hat
- bei gestressten Rauchern – und wie man das Rauchen sein lassen kann
- und wie sich der Coronastress in unserer Seele niederschlägt. (Wenn man ihn lässt.)

## Wie uns der Stress »verrückt« macht

Eine Angststörung beherrscht sein Leben seit 20 Jahren: Angst vor Herzinfarkt, Angst vor Allergien, Angst vor Menschen, Flugangst. Vor mir sitzt ein Patient, der ständig unter Strom und massiv unter Druck steht. Nicht zuletzt dank permanentem Harndrang. Was für ein Leben … Wollte er so nicht haben. Und hat alles versucht: Psychiatrische Klinik, komplette Diagnostik, Tabletten zur Dämpfung, sogar Hypnose-Therapie. Nur: Hilfe? Fehlanzeige. Seit drei Jahren ist die Angststörung noch stärker als bisher.

## Blutwerte weisen den Weg

Der Patient kämpft weiter. Macht sich schlau. Weiß alles über sämtliche Vitamine, insbesondere über Vitamin D und K. Probiert, probiert, probiert. Nichts hilft. Bis er anfängt, sich zu bewegen, und feststellt:

> »Die einzige Hilfe kommt vom Sport«

Wird also Triathlet. Es geht ihm besser. Nur: Bei seinem täglichen Arbeitspensum (kennen wir das nicht alle?) schläft der Sport rasch wieder ein. Aktuell endet jeder Versuch mit sauren Muskeln, Kraftlosigkeit nach dem Training, Akku alle. Was ist da los? Was man von außen nicht erkennen kann, das zeigt sich von innen. Mit der Blutanalyse.

- Nicht wundern wird Sie ein knapper Eisenspeicher **Ferritin** – Grund für die Kraftlosigkeit,
- ein knappes **Gesamteiweiß**,
- nicht wundern werden Sie positive **Resttiter** nach Mononucleose, daher die bleierne Müdigkeit (»Fatigue«),
- schwache **B-Vitamine**, daher die depressive Grundstimmung.
- Schon gar nicht wird Sie wundern, in welcher Höhe ich das **Stresshormon Cortisol** finde: über 200 µg/l. Der Zielbereich liegt bei unter 100 µg/l, am besten bei 50 µg/l.
- Eine Folge des überhöhten Cortisols ist zu wenig **Testosteron**, Grund für den fehlenden inneren Antrieb.
- Dramatisch der Mangel am Energieträger **Phosphor**. Erinnern Sie sich? Der universelle Energieträger lebender Organismen heißt Adenosintriphosphat, kurz ATP. Ein Phosphat.
- Zu wenig **Zink** bedeutet schwache Abwehrkraft, und dann kommt der Hammer:
- **Vitamin D** liegt bei nur 19 ng/ml. Sollwert: 40 – 80 ng/ml.

## Aminos machen den Unterschied

Die Normalisierung aller bisherigen Blutwerte hätte ihm zwar mehr Energie gebracht, vielleicht ein bisschen mehr Lebensfreude, hätte aber seine Angststörung mit Sicherheit nicht beseitigt. Das permanente Stressgefühl. Die Lösung seines Problems kam aus dem

**Aminogramm.**

Eine biochemische Labormessung, die der Schulmedizin zwar eigentlich zur Verfügung steht, die sie aber viel zu wenig nutzt. Den Grund sehen Sie in so gut wie jedem medizinischen Lehrbuch: Da finden Sie Anatomie und Pharma, aber kaum biochemische Grundlagen. Aminosäuen? Keine Spur.

Dabei sind Aminosäuren buchstäblich die Basis unseres Lebens. Aus Aminosäuren sind der Körper, das Blut, die Knochen, die Muskeln, die Hormone aufgebaut. Und wo Aminosäuren fehlen, da fehlt Abwehrkraft, da fehlen Antrieb und Gelassenheit, da fehlen Glückshormone. Wie soll der Körper die auch aufbauen, wenn ihm die Materialien fehlen? All das ist längst erforscht. Das ist Molekularmedizin. Aber all das interessiert die Schulmedizin nicht. So erklärt sich ihr tägliches Versagens dann, wenn es um die *Funktion* der Organe geht.

Die Organe selbst kann die Schulmedizin hervorragend beurteilen. Nur weiß sie nicht, was zu tun ist, wenn die Organe nicht mehr tun, was sie sollen. Wenn das Herz nicht rhythmisch schlägt, ist sie hilflos. Probiert Tabletten. Probiert Ablatio. Probiert, probiert, probiert. In meiner Praxis in Roth gehen wir anders vor. Wir schlagen die Lehrbücher der Molekularmedizin und der Biochemie auf und … können helfen. So auch hier: Das Aminogramm war katastrophal. Und damit hatte ich den jungen Mann verstanden. Hatte ich Zugang zu ihm. Wusste, wie ich ihm helfen konnte.

»Ich habe alles versucht«, hatte er mir versichert. Nach Vorliegen seines »verrückten« Aminogramms habe ich ihm lächelnd entgegnet: »Hatten Sie eben nicht«.

Wie es weiterging? Wie alle meine Patienten bekam auch dieser eine Liste mit Einnahmeempfehlungen: Vitamine (hier vor allem: B-Vitamine und Vitamin D), Spurenelemente (vor allem Eisen), Mineralstoffe und Aminosäuren – also Eiweiß. Es kann durchaus ein, zwei Jahre dauern, bis sich die Blutwerte bei einem so schweren Fall in Richtung Gesundheit einschwingen.

## Gegen Stress hilft Rauchen. Nicht.

Je unerträglicher der Stress, desto näher liegt die Zigarette. Besonders in Deutschland. Anfang 2021 fand das Deutsche Krebsforschungszentrum heraus, auf welchem Platz die Bundesrepublik im europäischen Vergleich liegt, wenn es um den Kampf gegen Tabakkonsum geht: auf dem allerletzten Platz. »Die Politik hat weitgehend versagt bei der Tabakkontrolle«, rüffelte die Leiterin der Stabsstelle Krebsprävention Dr. Ute Mons. (Giebel 2021)

### Warum Rauchen wach macht

Derzeit raucht jede vierte Frau zwischen 25 und 69 Jahren, bei den Männern ist es ein knappes Drittel. Unter hundert Jugendlichen greifen fünf bis sechs zum Glimmstängel. Laut Techniker Krankenkasse sterben jedes Jahr mehr Menschen durch Zigaretten als durch Aids, Alkohol, Drogen, Verkehrsunfälle, Selbstmorde und Morde zusammen. In der Pandemie zeigte sich, dass Raucher sechs (!) Mal häufiger an Corona sterben als Nichtraucher.

Fragt man sich doch: Warum rauchen Menschen überhaupt? Wenn

man offensichtlich daran stirbt? Die Antwort steckt in einer Aminosäure: Tyrosin. Was ist das?

## Tyrosin kurbelt das Hirn an

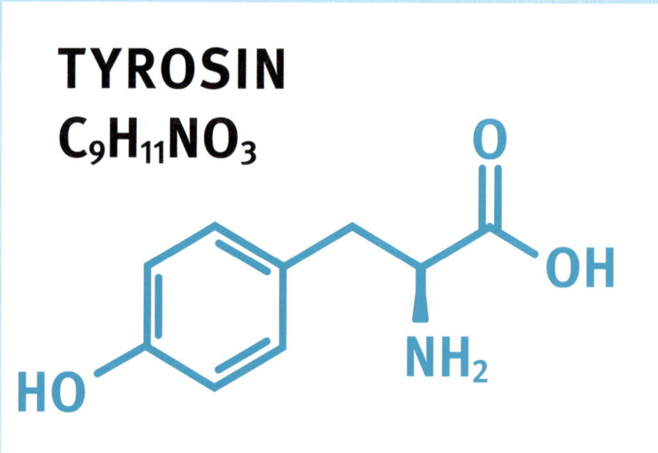


Tyrosin ist eine Aminosäure, die in den meisten Proteinen vorkommt. Sie ist Ausgangssubstanz für die Biosynthese von DOPA, Dopamin, Katecholaminen, Melanin, Thyroxin und Tyramin. Das lebenswichtige Molekül ist enthalten in Fisch, Mandeln, Käse, Milch und Bananen und wirkt positiv auf die mentale Gesundheit und Stimmung.

Auf den Zusammenhang zwischen Stress, Rauchen und Tyrosin hat mich einer von Ihnen gebracht. Mit folgender Mail, die Sie vielleicht schon aus *Die Amino-Revolution* kennen (Heyne 2020):

»In vielerlei Hinsicht geht es mir seit meinem Besuch bei Ihnen im Februar viel besser … gerne möchte ich Ihnen noch berichten, dass ich eine Zeit lang Tyrosin ausprobiert habe. Ein wunderbares Gefühl, sehr leicht und energiegeladen, bis es zu Aufregung geführt hat und ich nicht mehr schlafen konnte. Eine für mich jedoch völlig überraschende Nebenwirkung war und ist allerdings, dass ich plötzlich ohne Probleme aufgehört habe zu rauchen.«

Was steckt dahinter? Aus Tyrosin (gibt es rezeptfrei in jeder Apotheke) baut unser Körper Noradrenalin. Das ist das »gute« Stresshormon. Das Hormon, das uns mit positiver Energie aufpumpt. Genau das wird freigesetzt, wenn wir Nikotin in die Lunge saugen. Es lässt das Herz schneller schlagen, den Blutdruck steigen und verengt die Gefäße. Kurzfristig führt das zu einem Leistungshoch.

Darum verstehe ich Raucher. Mein Vater war einer: Diplom-Ingenieur, Spezialist für komplizierteste Schwingungsformeln. Als kleiner Junge habe ich voll Staunen in seinen Formel-Büchern geblättert. Heute weiß ich, was hinter seiner Wachheit steckte: Noradrenalin. Die Zigarette. Und heute weiß ich auch, wie man vom Nikotin loskommt: indem man die Reaktionsketten austauscht.

**Nikotin raus, Tyrosin rein.**

Wer viel positives Stresshormon Noradrenalin im Leben braucht, der hat die Wahl. Der kann sich für Tyrosin entscheiden. Das unterstützt die Gesundheit, und abhängig macht es auch nicht. Oder haben Sie einmal jemanden gesehen, der abhängig ist von Bananenshake?

## Gegen Stress hilft Nichtrauchen

Tyrosin statt Nikotin. Es ist so einfach. Dennoch haben viele Menschen Angst, mit dem Rauchen aufzuhören. Vor allem diejenigen, die mit Zigaretten gegen Stress ankämpfen. Sie fürchten, dass sie ohne Zigaretten gar nichts mehr gegen die schlechte Stimmung in der Hand haben.

Eine Arbeitsgruppe um Gemma Taylor von der University of Bath wollte wissen, ob Raucherentwöhnung Ängste, Depressionen und Stress verschlimmert. Sie werteten 102 Studien aus, die bis Januar 2020 publiziert worden sind, die mindestens sechs Wochen dauerten und insgesamt fast 170 000 Personen einschlossen, die zu Beginn der Studien geraucht hatten. Laut der in der »Cochrane Database of Systematic Reviews« veröffentlichten Studie passiert genau das nicht. Sondern das Gegenteil: Im Vergleich zu Personen, die weiterhin rauchten, verbesserten sich bei Personen, die mit dem Rauchen aufhörten, nach sechs Wochen

- **Stresssymptome** (das zeigten 4 Studien mit 1792 Personen);
- **positive Gefühle** (13 Studien mit 4880 Personen);
- das **psychische Wohlbefinden** (19 Studien mit 18 034 Personen).

Was viele Raucher beruhigen dürfte: Wer mit dem Rauchen aufhörte, fühlte sich auch in seinem Sozialleben – trotz des Verzichts auf »Raucherpausen« – eher besser (9 Studien mit 14 673 Personen). Das traf sogar auf Menschen mit psychischen Erkrankungen zu, die Nikotin oft mehr oder weniger bewusst als Selbstmedikation einsetzen. (Taylor 2021)

Kurz: Nichtrauchen tut nicht nur dem Körper gut. Sondern auch der Seele. Und das gerade auch dann, wenn das Rauchen allzu verlockend scheint: bei Stress.

## Coronastress macht depressiv

Stress frisst die Seele nur dann auf, wenn wir ihm keine Mauer entgegensetzen. Eine Mauer aus Aminosäuren. Weil nichts unsere innere Power so pusht wie Aminos. Das ist biochemische Logik. Vielen nicht bekannt.

### »Eine Art Gefühlsinkontinenz«

Besonders tragisch ist dieses Unwissen im Zusammenhang mit Covid-19 und hier vor allem rund um Long Covid – eine äußerst unangenehme Nachwirkung einer Coronainfektion, die im Prinzip jeden treffen kann. Im *Merkur* finde ich gerade den Fall eines erfolgreichen Key-Account-Managers, mehrfachen Ironman und Skilangläufers. Topfit. Nach seiner Erkrankung im Mai 2020 erkannte er sich selbst kaum wieder: (Yildiz 2021)

> »Ich konnte Gesprächen nicht mehr folgen, keine Präsentationen erstellen oder Verhandlungen führen und brauchte bei allem die Unterstützung von Kollegen. Zu Hause stellten mich die kleinsten Alltagstätigkeiten vor extreme Herausforderungen, sodass ich zeitweise sogar eine Haushaltshilfe brauchte. Lesen, etwas im Garten machen, mit meinem Hund Gassi gehen – nichts ging mehr. Wegen der Gleichgewichtsprobleme waren auch Fahrrad-, Motorrad- und Autofahren nicht mehr möglich. Dazu kamen Existenzängste, Panikattacken und eine Art Gefühlsinkontinenz, wie ich es nenne: Ich konnte meine Emotionen überhaupt nicht mehr regulieren.«

Geholfen wurde ihm schließlich in einer Erlanger Klinik. Dort fand man ein Medikament (BC 007), das schädliche Autoantikörper neutralisiert. Sprich: Dass das entgleiste Immunsystem wieder auf die richtige Spur zurückbringt. Ein im Grunde richtiger Ansatz. In Roth unternehme ich seit mehr als zwanzig Jahren genau das: Ich bringe Immunsysteme in Ordnung. Dies aber nicht mit Pharma, sondern mit den Bausteinen, aus denen das Immunsystem gebaut ist: Aminosäuren.

Was ich immer und immer wieder erlebe: Schwingt sich das Immunsystem wieder zurück in die richtige Balance, geht auch in der Seele wieder die Sonne auf. Dass es sich hier nicht um Sonderfälle aus dem bayerischen Hinterland handelt, bestätigen mehrere aktuelle Studien.

## Dahinter steht Entzündung

Zum Beispiel diese von Mario Gennaro Mazza aus Mailand, publiziert im Oktober 2020 in der wissenschaftlichen Zeitschrift *Brain, Behaviour and Immunity*. Neurowissenschaftler der Abteilung *Psychiatry & Clinical Psychobiology* der Mailänder Uniklinik untersuchten 402 Erwachsene, die Covid-19 überlebt hatten, einen Monat nach ihrer Entlassung aus dem Krankenhaus. Sie fragten nach psychiatrischen Symptomen und fanden einen signifikanten Anteil an Betroffenen:

- 28 % der Teilnehmer litten unter posttraumatischen Belastungsstörungen (PTBS)
- 42 % unter Angstzuständen
- 20 % und Zwangssymptomen
- 40 % unter Schlaflosigkeit.

Die Forscher um Mazza fragten aber nicht nur, sie maßen auch nach. Direkt im Blut. Und fanden:

- Entzündung, sichtbar durch veränderte Zahlen von Lymphozyten (B-Zellen, T-Zellen, Killerzellen), Neutrophilen (weiße Blutkörperchen) und Thrombozyten (Blutplättchen).

- Einen Zusammenhang zwischen Entzündung, Depression und Angstzuständen nach der Formel: Verschlimmert sich die Entzündung, verschlimmert sich auch die Depression. (Mazza 2020)

Ergebnis also: Eine durch eine Infektion ausgelöste Störung des Immunsystems kann depressiv machen. Dazu kommen weitere mit der Pandemie verbundene Stressfaktoren: Jobverlust und Geldsorgen, die kräftezehrende Depression eines oder mehrerer nahestehender Menschen, Intensivstation.

Dass Depressions-Symptome in der US-Bevölkerung stark zunehmen, bestätigen auch Forscher von der Boston University School of Public Health. Sie werteten Daten der »COVID-19 and Life Stressors Impact on Mental Health and Well-being«-Studie aus und verglichen sie mit dem 2017 bis 2018 laufenden »National Health and Nutrition Examination Survey« (NHANES). Ergebnis: die Zahl an Depressionen war von 8,5 auf 27,8 Prozent hochgeschnellt und hatte sich damit mehr als verdreifacht. (Ettmann 2020)

Das ist an sich schon schlimm genug. Noch schlimmer ist, dass so die Anfälligkeit für weitere Krankheiten steigt. Vom Regen in die Traufe …

# Abwehrkraft: Stress macht das Immunsystem kaputt

Es ist wie beim Fußball: Bei drei Minuten Nachspielzeit geben die Spieler alles. Aber: Zwei Mal 15 Minuten Verlängerung können sich ziemlich zäh hinziehen. Die Energie geht runter, der ersehnte »Boost« passiert nicht, Akkus alle.

Kurzzeitstress erhöht die Killerzellen in unserem Immunsystem, Langzeitstress killt die Killerzellen. Die Abwehrkraft kann dabei so in die Knie gehen, dass die Mini-Entzündungen, die es immer und überall im Körper gibt, nicht mehr prompt aus dem Weg geräumt werden. Der Schrott bleibt liegen und wächst sich, wenn es dumm läuft, weiter aus zu Hautausschlägen, Magengeschwüren, Krebs. Das ist wichtig zu wissen. Deshalb geht es in diesem Kapitel um

- steigende Entzündungsmarker
- wütende freie Radikale und
- die Parallelen zwischen dem »Zombievirus« EBV und Long Covid

## Emotionaler Stress hinterlässt Spuren im Blut

Profifußballer wissen, wenn sie fertig sind. Ihr Blut wird regelmäßig unter die Lupe gelegt, und bei schlechten Werten wird das Training runtergefahren. Was im Fußball funktioniert, dachte sich wohl Prof. Carsten Watzl, Leiter der Abteilung Immunologie am Leibniz-Institut für Arbeitsforschung an der TU Dortmund (IfADo), dass sollte doch für alle funktionieren. Also machte er sich auf die Suche nach

Biomarkern für akuten und für chronischen Stress. Und weil es viel mehr Studierende als Profifußballer gibt, untersuchte er 20 junge Menschen kurz vor der Prüfungsphase, in der heißen Lernphase anderthalb Wochen vor dem Klausurtermin, dann direkt nach der Prüfung und noch einmal sieben Tage später. Das Labor suchte nach Werten für

- Cortisol
- Killerzellen
- Monocyten
- T-Zellen
- und weitere immunologische Parameter, insgesamt 45.

Ergebnis: Im Laufe der Prüfungszeit stieg das Stresshormon Cortisol immer mehr an, der Körper schaltete also um auf »Kampfmodus«. Bis kurz vor Prüfungsstart stieg auch die Zahl der noch unreifen Killer- und T-Zellen an – es wurde also Nachschub produziert. Die Zahl der reifen Zellen sank durch den gesteigerten Verbrauch. Das alles ist wenig überraschend. War bekannt.

Interessant ist der nächste Punkt: Bei den jungen Menschen, die schon vor den Prüfungen aus anderen Gründen psychisch unter Stress standen, bliebt das Immunsystem … stumm. Das heißt: Lang anhaltende, frühere Belastungen zwingen das Immunsystem so in die Knie, dass es auf akuten Stress keine Antwort mehr geben kann. Prof. Watzl:

> »Der Boost, den das Immunsystem normalerweise bei Stress gibt, ist bei einigen ausgeblieben.«

Und das ist der Grund, warum der eine Mensch von plötzlichem Stress – Virus, Hochwasser, Steuerprüfung – umgeworfen wird und der andere nicht. (Wiedermann 2017)

## Stress begünstigt gefährliche Infekte

Wobei »umgeworfen« auch heißen kann: lebensbedrohlich umgeworfen. Das zeigt eine Studie von Forschern aus Schweden, die im internationalen Vergleich einen Riesenvorteil haben: Sie können auf das nationale Patientenregister zurückgreifen, in dem seit 1987 alles steht, was schwedische Bürger ins Krankenhaus gebracht hat, und in dem seit 2001 außerdem alle ambulanten Spezialversorgungen registriert werden. Mit diesen Daten kann man eine Menge anstellen.

Schwedische und chinesische Forscher um Huan Song von der isländischen Uni Reykjavik wählten aus diesem Register mehr als 140 000 Betroffene von stressbedingten Störungen aus. Als erste Vergleichsgruppe außerdem mehr als 180 000 Geschwister dieser Betroffenen. Und als zweite Vergleichsgruppe für jeden Betroffenen zehn gesunde Schweden mit gleichem Geschlecht, Geburtsjahr und Geburtslandkreis.

Ergebnis: Im Laufe der Nachbeobachtungszeit von acht Jahren fingen sich im Vergleich zu ihren Geschwistern und gesunden Vergleichsbürgern etwa doppelt so viele stressbelastete Schweden eine lebensbedrohliche Infektion ein wie z. B. eine Blutvergiftung, Herzentzündung, Gehirnhautentzündung. Alarmierend. Spannend.

Doch eine Aussage dieser Studie ärgert mich: »Die langfristige Einnahme von selektiven Serotonin-Wiederaufnahmehemmern war mit einem verminderten Risiko lebensbedrohlicher Infektionen nach der Diagnose einer stressbedingten Störung verbunden.« Heißt, übersetzt: Wer nach Stress Psychopharmaka schluckt, stirbt seltener an Infektion. Hallo!? Gibt es da keine andere Lösung als Pharma-Pillen? Doch, gibt es.

Sie heißt Stress runter mit Laufen, mit Meditation, mit Magnesium. Und heißt Immunsystem rauf mit Laufen, mit Meditation und mit weiteren Mikro- und Makronährstoffen. Und die ist auch nicht verbunden mit den typischen Nebenwirkungen Gewichtszunahme, Libidoverlust und so weiter. Mehr dazu in Kapitel III.

Lassen Sie uns jetzt noch einmal im Detail anschauen, was da genau in unserem Körper passiert. Was treiben Zytokine, freie Radikale und inaktive Viren normalerweise in unserem Blut? Und wie gefährlich können diese Winzlinge bei Dauerstress für uns werden? Sie wissen es: sehr gefährlich.

## Ärger macht Entzündung

»Sie sieht rot.« »Ihm kocht das Blut über.« In diesen Redewendungen steckt viel Wahres drin. Menschen, die bei Stress schnell wütend oder auch ängstlich werden, produzieren tatsächlich mehr Entzündungsmarker in ihrem Blut als Menschen, die cool bleiben. Die vielen Gefühle bei Stress sind nicht nur anstrengend für sie selbst (und für andere), sondern machen sie auch anfälliger für entzündliche Erkrankungen.

Ich hatte diese Studie der Uni Pittsburgh im ersten Kapitel schon einmal angetippt. Weil sie so spannend ist, hier noch einmal etwas ausführlicher: Es geht um die Psychologin Judith E. Carroll. Die wollte wissen, ob Menschen, die sich unter Stress sehr aufregen, hinterher tatsächlich mehr messbare Entzündung im Blut haben. Und wenn ja, wie viel.

Um die Reaktion zu messen, suchte sie 102 relativ gesunde Probanden, Durchschnittsalter 50 Jahre. Alle durchliefen den gleichen Horror-Trip des modernen Büromenschen: rauf auf die Bühne, ran ans Rednerpult und los geht's mit der Fünf-Minuten-Rede. Vor und nach dem Vortrag maß Carroll den Serumspiegel des proinflammatorischen Zytokins Interleukin (IL)-6. Außerdem zeichnete sie die körperliche Anspannung während der Rede auf und fragte jeden, wie er sich gefühlt hatte.

Ergebnis: Gefühlter Stress ist im Blut messbarer Stress. Zwar schlug das Herz der meisten Teilnehmenden schneller, und der Blutdruck stieg bei jedem. Bei manchen stieg aber auch der Entzündungsmarker Interleukin-6. Das passierte bei denen, die sich am stärksten aufgeregt hatten. Bei den anderen nicht.

Das heißt: Wer auch auf kleinere Herausforderungen des Lebens immer wieder mit großen Gefühlen reagiert, der ruiniert auf Dauer sein Immunsystem. Denn mit jedem Ärger steigt die Entzündung. Interessant: Der Zusammenhang besteht nur zwischen »affektiver Reaktion« (Gefühle wie Wut oder Ärger) und Entzündung. Einen direkten Zusammenhang zwischen stressbedingtem Puls und Blutdruck auf der einen Seite und Entzündung auf der anderen Seite gibt es laut Studienautorin Carroll nicht. (Carroll 2011)

Heißt, kurz: Wenn uns das Herz bei kurzfristigem Stress bis zum Halse schlägt, macht das nichts. Es ruiniert nur dann unsere Gesundheit, wenn wir uns zusätzlich darüber aufregen.

## Schlechte Blutwerte sind lebensgefährlich

Routinemäßig messe ich bei Ihnen den Epstein-Barr-Virus (EBV), auch bekannt als Humanes Herpesvirus 4. Eine EBV-Infektion kann eine infektiöse Mononukleose (IM) verursachen – mit erkältungsähnlichen Symptomen, Fieber und geschwollenen Lymphknoten, vor allem aber mit heftiger Erschöpfung.

Fast jeder von Ihnen trägt das Virus in sich. Mich interessiert, ob es aktiv ist. Wahrscheinlich haben Sie sich in Ihrer Jugend bei den ersten tiefen, wunderbaren Küssen mit dem Virus infiziert. Sie waren ein paar Tage schlapp, und dann war der Spuk vorbei. Ist das Immunsystem stark, bleibt es dabei.

## Dauerstress killt die Schilddrüse

Doch Stress oder Nährstoffmängel, oder noch schlimmer, beides zusammen, schwächen das Immunsystem, genauso wie fehlender Sport, leere Kohlenhydrate, Alkohol und Nikotin. Dann wird das Virus – wie ein Zombie – wieder aktiv, selbst Jahrzehnte nach der ersten Infektion. Und das ist ein ernstes Problem. Was viele nicht wissen:

**Reaktiviertes EBV kann Autoimmunerkrankungen auslösen.**

Das Immunsystem ist immer bemüht, von Viren befallene Zellen zu zerstören. EBV bringt das Immunsystem aber so durcheinander, dass es körpereigene Zellen angreifen kann.

Aktuelle Studien zeigen, dass eine EBV-Infektion Autoimmunerkrankungen wie systemischen Lupus erythematodes (SLE), Multiple Sklerose (MS), rheumatoide Arthritis (RA), das Sjögren-Syndrom und Autoimmunhepatitis auslösen kann. Das EBV wurde auch bei Patienten mit Autoimmunerkrankungen der Schilddrüse nachgewiesen – sprich: Hashimoto. Obwohl der EBV nicht der einzige Erreger ist, der für die Entwicklung von Autoimmunerkrankungen der Schilddrüse verantwortlich ist, kann er als ein mitwirkender Faktor angesehen werden. (Dittfeld 2016)

Die Schilddrüse stellt in einem solchen Fall nicht mehr genügend Schilddrüsenhormone her. Helfen sollen Hormonersatztherapien. Aber die Einnahme von zusätzlichen Hormonen kann niemals so gut justiert sein, um dem Regelsystem einer gesunden Schilddrüse gleichzukommen.

Daher leiden viele weiter. Müsste nicht sein, wenn man den Grund von Hashimoto behandeln würde: das schlechte Immunsystem und die reaktivierte EBV-Infektion.

## Was hinter Long Covid steckt

Die zombiehaft wieder zum Leben erweckte EBV-Infektion steht übrigens auch im Verdacht, für die tiefe Erschöpfung im Zusammenhang mit Long Covid verantwortlich zu sein. Klar: Corona zwingt das Immunsystem in die Knie, und EBV feiert fröhliche Urständ. Warum das so ist?

Stellen Sie sich vor, Sie wären ein Virus. Sagen wir, das häufigste, das Epstein-Barr-Virus. Sie befallen einen Menschen. Wenn der schwache Abwehrkräfte hat, also ein schlechtes Immunsystem, haben Sie leichtes Spiel. Was das praktisch heißt, haben wir durch diese geniale Methode PCR erst gelernt: Das Virus wird eben nicht gleich eliminiert, wird eben nicht von Ihnen vernichtet, sondern schlüpft in weiße Blutkörperchen. Und bleibt dort. Leicht erkennbar an der »verminderten Zahl der Leukozyten«, Ihrer Abwehrpolizei. Für viele nach wie vor ein Rätsel: Weshalb haben Sie so wenig weiße Blutkörperchen? Das EBV hat sich's gemütlich gemacht in Ihren Leukozyten.

Und jetzt kommt's fürchterlich: Das weiß natürlich Ihr Immunsystem. Dafür ist es ja da. Es erkennt dieses Mistviech, das Virus, und bekämpft es. Auch dafür ist es da. Dieser Kampf spiegelt sich wider in massiv erhöhten Antikörpern, also Resttitern nach EBV, nach Mononukleose.

Sehr hohe Antikörperbildung noch Monate und Jahre nach dem ursprünglichen Infekt zeigen also nichts anderes, als dass hier gekämpft wird. Massiv gekämpft wird. Lassen Sie mich noch einmal betonen: ein völlig natürlicher Vorgang. Dafür ist das Immunsystem da. Nur …

**der Dauerkampf gegen EBV kostet Energie.**

Resultat: chronisches Müdigkeitssyndrom. Das, was Sie derzeit unter Long Covid als völlig neue Entdeckung erläutert bekommen. Viel, viel häufiger ist Long-EBV. Der berufliche Untergang von Hunderten,

Tausenden von Leistungssportlern. Die dann »ihren Beruf«, also körperliche Anstrengung, nicht mehr schaffen.

Nur leider sind auch Sie Leistungssportler. Ob Sie das jetzt wollen oder nicht: In der Regel am Schreibtisch. In der Regel in einer Viel-Kinder-Familie. Sie werden einfach gefordert. Wenn Sie aber gleichzeitig gegen ein chronisches Virus kämpfen müssen, dann fehlt's irgendwann einmal. Und das nennen Sie dann Burn-out. Abhilfe?

- Ein sehr starkes Immunsystem. Mit dem Sie das ganz frische Virus lieber gleich eliminieren.
- Und wenn's zu spät ist, das Immunsystem massiv steigern. In erster Linie, ganz entscheidend ist
- die perfekte Versorgung mit Aminosäuren. Ablesbar an Ihrem Aminogramm. Ihren Blutwerten.

Und was macht man, wenn's schon passiert ist? Wie wird man die reaktivierte EBV-Infektion los? Ganz einfach: No-carb, No Alcohol, No Smoking und Sport. Das stärkt das Immunsystem, dann kommt es auch mit EBV wieder klar. Dazu am besten genau die Nährstoffe, die Ihnen fehlen, in genau der Menge, die Sie brauchen. Wirkt Wunder. Nachweislich, wie die nächste Studie zeigt. Gemacht in Japan. Es geht um oxidativen Stress und um Glaukome.

## Oxidativer Stress begünstigt Glaukom

Das klingt jetzt kompliziert. Oxidativer Stress? Was war das noch gleich? Lassen Sie mich ein wenig ausholen: Oft genug, aber eben nicht immer, sind es die Übergewichtigen oder die Kettenraucher, die an Krebs erkranken. Manchmal trifft es normalgewichtige, sportliche Menschen, die stets auf ihre Gesundheit geachtet haben. Ein Schock. Wie kann das sein?

Hat sich seinerzeit (1994) auch der berühmte Sportprofessor Kenneth

Cooper gefragt. Der mit den Cooper-Instituten. Der mit dem von Schülern so gefürchteten Cooper-Test: Ein 12-Minuten-Lauf, bei dem die in dieser Zeit maximal zurückgelegte Distanz ermittelt und gerne auch benotet wird. Cooper jedenfalls fiel auf, dass seine Hochleistungssportler sehr wohl verfrüht an Krebs starben. Hat ihn irritiert. Hat daraufhin ein richtig gutes Buch geschrieben. Über die Lösung des Problems:

## Antioxidantien

Wie das alles zusammenhängt? Training ist positiver Stress. Und Stress heißt nichts weiter als Alarm. Vom Körper, von der Evolution durchaus so gewollt. In Notsituationen. Dann laufen viele Stoffwechselvorgänge auf Hochtouren. Nur … Bei jedem Stoffwechselvorgang entstehen grundsätzlich freie Radikale. Heißt: Unter langem, anhaltenden Stress entstehen viel mehr freie Radikale als im entspannten Zustand. Wie das weitergeht? Könnten Sie bei Cooper nachlesen. Freie Radikale schädigen Zellmembranen, Mitochondrien, Enzyme, alles, womit sie in Kontakt kommen. Das ist oxidativer Stress.

Nächste Frage: Was ist Glaukom? Das ist der »Grüne Star«, eine der häufigsten Erkrankungen der Sehnerven. Dabei wird der Augeninnendruck so hoch, dass Nerven absterben. Die Folge sind Sehstörungen, zuerst am Rand des Sichtfelds, dann in der Mitte. Äußerst unangenehm.

Was hilft: Antioxidantien! Der positive Effekt wurde gerade wieder in Japan bestätigt, Universität Sandai. 30 Glaukompatienten erhielten acht Wochen lang Antioxidantien. Ergebnis: Diejenigen, die unter besonders hohem oxidativem Stress litten, profitierten am meisten von Antioxidantien. Dieses Mal nicht im Blut gemessen, sondern im Urin anhand eines Markers für oxidative DNA-Schäden. (Himori 2021) Gute Studie, klares Ergebnis.»Mooooment!«, höre ich Sie da sagen. Wer hat die Studie bezahlt? Eine wichtige Frage.

## Was Studien zeigen – und was nicht

Im Kleingedruckten unter Ernährungsstudien finden Sie nicht selten – wenig überraschend – als Studiensponsor genau den Hersteller von Nahrungsergänzungsmitteln, dessen Produkt in dieser Studie getestet wurde. Sie finden in Wirkungsstudien über Kiwis auch den Hersteller von Kiwis, und bei Schokoladen-Studien führt Sie die Spur ganz sicher in die Schweiz. Kein Scherz, gibt es alles. Sind solche Studien damit wertlos? Wenn sie schlecht gemacht sind: ja. Wenn sie gut gemacht sind: nicht zwingend.

Wenn zum Beispiel Antioxidantien messbar wirken, oder Vitamin C (Kiwis), oder Flavonoide (Schokolade), dann gilt das nicht nur für die eine getestete Pille, Kiwi oder Schoki, sondern für *alle* Wirkstoffe dieser Art. Also auch die von anderen Herstellern und genauso auch die aus der Kiste Pflaumen, Äpfel, Brokkoli und Rosenkohl, die Sie sich vom Nachbarhof besorgen.

Kurz: Skepsis gegenüber Ernährungsstudien ist gut und richtig. Mit- und weiterdenken noch besser.

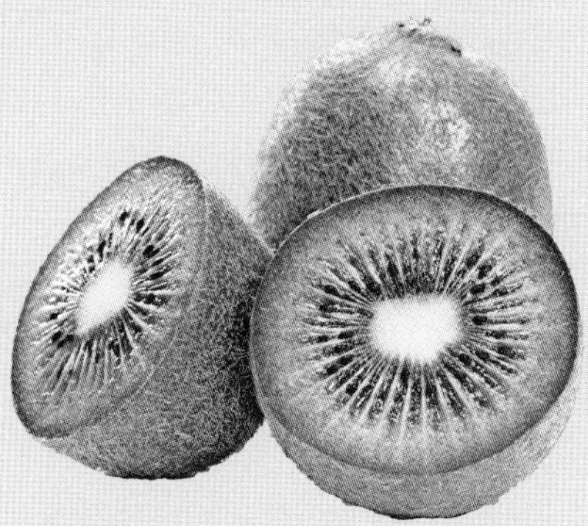

## Entzündung begünstigt Krebs

Oxidativer Stress kratzt also an Ihrer DNA. Diese DNA sitzt gut verpackt in Ihren Zellen und ist Ihre Erbsubstanz. Schäden an dieser DNA bedeuten Schäden an den Zell-Bauplänen und können deshalb zu Krebs führen. Tun es oft genug. Doch, und jetzt kommt die gute Nachricht:

**DNA-Schäden erhöhen nur in Kombination mit einem schwachen Immunsystem das Krebsrisiko.**

Ein Hoffnungsschimmer. Wir sind also – wieder einmal – unseren Genen, auch den geschädigten Genen nicht hilflos ausgeliefert. Denn Zellen mit schädlichen DNA-Mutationen bilden sich die ganze Zeit. Ein gutes, kompetentes Immunsystem erkennt und tötet sie (Nobelpreis Medizin 2018). Daher sind **kurze** Stressphasen gar kein Problem. Gelten sogar als Training fürs Immunsystem. Schlimm wird es erst, wenn der Stress chronisch wird und dann das Immunsystem auf Dauer schwächt.

Unter Dauerstress nimmt die Anzahl von Abwehrzellen ab. Kommt hinzu: Stress frisst Magnesium auf (Sie wissen schon, das Salz der inneren Ruhe …). Dadurch wird das Immunsystem weiter geschwächt. Denn das alles überragende Vitamin D, eines der wichtigsten Vitamine unseres Immunsystems, wirkt ja nur, wenn auch ausreichend Magnesium da ist. Sollte man wissen:

**Krebszellen werden gefährlich dann und nur dann, wenn zusätzlich das Immunsystem geschwächt ist.**

An Mäusen wurde untersucht, wie sich Stress auf eine bereits **bestehende** Krebserkrankung auswirkt. Spannend! Das Tumorwachstum war bei den gestressten Mäusen deutlich stärker als bei entspannten Mäusen. Gestresste Mäuse hatten dazu ein deutlich schlechteres Immunsystem (gemessen!) als die Mäuse, die in Ruhe gelassen wurden. (Partecke 2016)

Da denke ich an die »normale«, die leitliniengerechte Krebstherapie: Chemo mit Übelkeit, Erbrechen, keine Lust mehr auf Essen, Haarausfall. Müdigkeit, Fieber, oder Nervenschmerzen durch Bestrahlung. Das ist Stress pur. Dann die oft niederschmetternden Gespräche mit den Onkologen (»Machen Sie schon mal Ihr Testament …« ein Zitat!). Die Angst vorm Sterben. Alles purer Stress, macht nur weiter krank.

Daher hilft bei Krebserkrankungen – zusätzlich (!) zu den schulmedizinisch notwendigen Behandlungen – Meditation, helfen Entspannungsübungen, hilft liebevoller Umgang in der Familie. Ganz genauso wie Stärkung des Immunsystems, also Proteine, Aminosäuren, Vitamine und Mineralstoffe.

## Messbare Hoffnung!

# III

# WEG MIT DEM STRESS

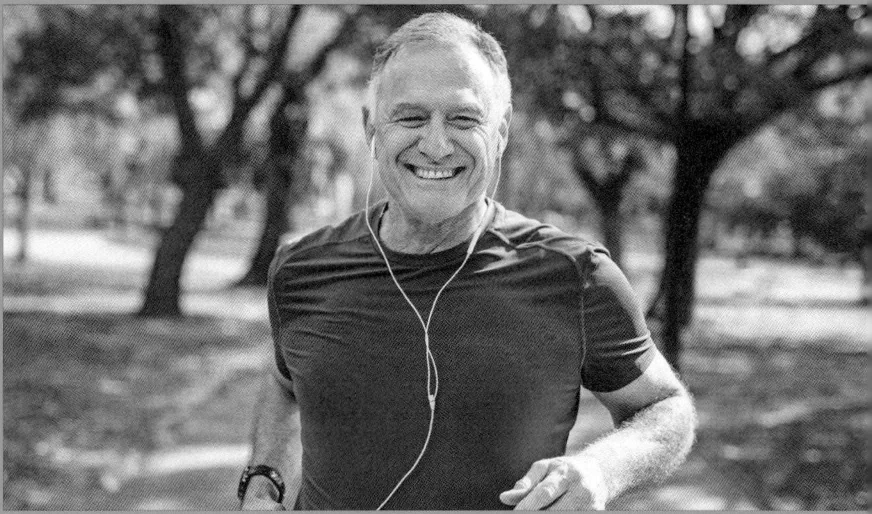

Am besten ist es, stressbedingte Krankheiten erst gar nicht entstehen zu lassen. Mit gesunder Ernährung, Bewegung und Denken. Warum »Denken«? Ob Sie etwas stresst oder nicht, hängt oft nicht von der Sache selbst ab, sondern wie Sie darüber denken. Und das können Sie ändern. Mit Bewegung und Ernährung ändern Sie Ihren Körper von seinen Molekülen aus. Stimmen die Moleküle, stimmt der Mensch! Und wenn er dann stimmt, dann ist er – auch unter Stress – nicht mehr schlapp, sondern voller Power.

# Den Stress von innen abstellen

Es klingt immer so lapidar, so unmedizinisch. Wahrscheinlich, weil es in den medizinischen Fakultäten nicht gelehrt wird. Und doch ist die Erkenntnis wesentlich: Gesunde Ernährung ist die beste Medizin. Das ist keine Frage des Glaubens, das ist eine Frage der Logik: Stehen dem Körper alle wichtigen Bausteine zur Verfügung, dann kann er Nahrung optimal verwerten, Bakterien und Viren eliminieren und über Nacht erstaunlich gut regenerieren.

Bekommt er – weil Sie sich im Stress keine Zeit nehmen zum Einkaufen, Kochen, Genießen – nur Süßkram, Energy Drinks, billiges Fett und Bier, funktionieren die Abläufe nicht mehr. Dann entgleist der Stoffwechsel, der Speckbauch wächst, der Blutdruck steigt und das Risiko für Herzinfarkt gleich mit. Dann geht das Immunsystem in die Knie, und Sie werden krank. Dann funktionieren die Selbstheilungskräfte nicht mehr, und Sie haben dem Stress nichts mehr entgegenzusetzen.

Muss alles nicht sein! Dass es gar nicht schwer ist, auf Kurs zu bleiben, weiß ich von Ihnen. Schauen wir also auf das Kleingedruckte unserer Ernährung:

- **Aminosäuren**: Entscheidend für Ihre Resilienz
- **Mineralien**: Salze der Ruhe
- **Vitamine**: Bausteine des Lebens und wirksam gegen Depression
- **Fettsäuren**: Damit Nerven und Hirn laufen wie geschmiert
- **Darmbakterien**: Oft übersehen, weil wenig appetitlich, gegen Stress jedoch erstaunlich wirksam.

## Aminos: Bauen Sie sich eine Mauer

In 21 Jahren kassenärztlicher Tätigkeit habe ich keinen einzigen Dankesbrief bekommen. Heute dagegen vergeht kaum ein Tag ohne einen Brief von Ihnen, noch häufiger melden Sie sich per Mail. Was ist passiert?

Weil ich der gleiche Arzt bin und sich mein Charakter wohl kaum geändert hat, muss Ihr verändertes Verhalten mit der anderen Medizin zu tun haben. Mit dem Unterschied zwischen Schulmedizin (damals) und Molekularmedizin (jetzt). Anders ist ein dreiseitiger handschriftlicher Brief nicht erklärbar.

Da ist jemand »auf den Geschmack für Lebensenergie« gekommen. Er habe »im wahrsten Sinne Blut geleckt und möchte seine Leistung noch steigern«. Dabei waren die Voraussetzungen denkbar schlecht. Darf ich?

> Ein Mann im Stress: Beruflich erfolgreich und dabei extrem eingespannt. Hat »nur noch Fast Food gegessen, eine Schachtel täglich geraucht und sich null bewegt«. Na und? »Ich bin ja ein Mann und mein Körper eine Maschine …«, dachte er sich. Das hat er sechs Jahre durchgehalten, wog am Schluss 152 Kilo, und dann passierte es: »Dann konnte ich nicht mehr«. Angstzustände, keine Luft, überempfindlich, weinerlich … Körper war steif, Gelenke schmerzten und so weiter.

Das volle Programm. Dann der radikale Einschnitt. Der Mann kündigte, ging zur Kur, bewegte sich, nahm 20 Kilo ab. Dann kam das Happy End … leider nicht.

> »Ich war körperlich trotz weniger Gewicht noch schwächer als vorher.«

Was da los war? Kur-Ärzte kümmern sich zwar um Gewichtsabnahme. Löblich. Aber nicht um den Status essenzieller Stoffe im Körper. Also keine Blutanalyse. Resultat: Noch schwächer als vorher. Dann kommt der Herr zu mir und eröffnet das Gespräch ungewohnt: »Ich brauche einen Picasso für Blutanalyse«. Pardon: Picasso? Ich kann mir höchstens Mühe geben, das Ergebnis auswerten, neue Wege aufzeichnen. Habe ich ihm geschickt. Retour kam folgende Mail:

> »Endlich hat jemand erkannt, dass mir körperlich was fehlt. Jeder Arzt, Hausarzt, und auch Psychologe hatte gesagt: ›Es ist alles in Ordnung, es ist halt stressbedingt.‹ Durch Ihre Behandlung ging es mir täglich spürbar besser. Freilich habe ich statt bisher 1 Gramm Aminosäuren jetzt 48 Gramm täglich eingenommen. Endlich hat es geklappt, auf Kohlenhydrate zu verzichten. Ich lebe jetzt ketogen. Mir geht es schon um Welten besser und bin jetzt auf den Geschmack für Lebensenergie gekommen.«

Ziel erreicht. Wer einmal die richtige Spur gefunden hat, hört nicht mehr auf. Wobei 48 Gramm tägliche Aminos sogar noch knapp bemessen sind. Ein bis zwei Gramm pro Kilogramm (Ideal-)Gewicht wirken noch besser. Messbar. Nicht nur bei mir in der Praxis, sondern auch in einer gemeinsamen Studie der Unikliniken Bonn und Aachen.

## Wer wird denn gleich in die Luft gehen?

Eine Forschergruppe um die Bonner Ökotrophologin Deborah Armborst wollte wissen, wie sich eine Kombination aus Aminosäuren, Vitaminen und Mineralien auf das individuelle Stressempfinden auswirkt und ob man die Wirkung messen kann. Um es gleich vorwegzunehmen: Man kann.

Armborst und ihr Team suchten für ihre randomisierte, doppelblinde, placebokontrollierte Studie also 59 Männer und Frauen zwischen 18 und 65 Jahren, die sich chronisch gestresst und erschöpft fühlten. Die Gruppe wurde in zwei Hälften geteilt, eine bekam 12 Wochen lang Nahrungsergänzungsmittel (NEM), die andere Placebos. Das führte in der NEM-Gruppe zu folgenden Veränderungen, gemessen im Blut und im Urin:

- Höhere **Taurin**-Konzentration,
- bessere **Folsäure**-Werte und
- bessere Versorgung mit **Magnesium**,
- ein günstigeres Verhältnis von **L-Tryptophan** zur Summe der konkurrierenden Aminosäuren.

Dazu muss man wissen: An der Blut-Hirn-Schranke stehen praktisch alle Aminosäuren Schlange, und Tryptophan zieht immer den Kürzeren. Dazu gleich mehr.

Das, was in der Placebogruppe passierte, ist fast schon skandalös: Die Serumkonzentrationen von Serotonin (das Glückshormon!), Protein (wichtig fürs Immunsystem) und Magnesium (Salz der inneren Ruhe) sanken signifikant, während die Körpergewicht, Body-Mass-Index, Taillenumfang und das Verhältnis von Taille zu Körpergröße signifikant anstiegen. Wer Placebo bekam, wurde also kränker und dicker. Na, vielen Dank!

Die NEM-Gruppe dagegen verkraftete Stress messbar besser und schnitt auch in Sachen kardiometabolische Risikofaktoren besser ab. Ob dieser Effekt ausschließlich an den NEMs lag, oder ob die NEM-Gruppe zusätzlich insgesamt gesünder lebte und sich besser ernährte, lässt sich in dieser Studie – wie übrigens in jeder Ernährungsstudie, die mit Menschen statt mit Mäusen läuft – nicht komplett ausschließen. Die von den Forschern verwendete NEM-Mischung lag der Studie bei: (Armborst 2018)

# Zusammensetzung NEM aus der Studie (9.4 Gramm pro Tag)

- Energie: 114 kJ/27 kcal
- Protein: 4,2 g
- Kohlenhydrate (Zucker): 0,529 g (0,0 g)
- Fett: 0,0 g
- Ballaststoffe: 0,002 g

## Aminosäuren

- Taurin: 1000 mg
- L-Ornithin: 2000 mg
- L-Phenylalanin: 200 mg
- L-Tyrosin: 1000 mg

## Vitamine

- Vitamin C: 300 mg
- Vitamin B1: 25 mg
- Vitamin B2: 25 mg
- Vitamin B6: 25 mg
- Vitamin B12: 50 µg
- Niacin: 100 mg
- Pantothensäure: 100 mg
- Folsäure: 800 µg
- Beta-Karotin: 0,8 mg

## Mineralstoffe

- Magnesium: 300 mg
- Zink: 15 mg
- Selen: 100 µg

- Chrom: 50 µg
- Molybdän: 50 µg

Interessant, zweifellos. Dennoch muss ich schmunzeln. Sie ahnen es: Diese Studie wurde finanziert durch einen NEM-Hersteller. Das ist aber noch nicht der springende Punkt. Der steckt vielmehr in der Zusammensetzung der verabreichten Aminosäuren.

Sie kennen Dopamin, das Antriebshormon. Es hilft, Entscheidungen zu treffen. Ganz konkret: Der dynamische Jungmanager, der sich nicht in Meetings erschöpft, in Diskussionen erstickt, sondern der Entscheidungen trifft, der pure Motivation ausstrahlt, hat eben mehr Dopamin im Gehirn.

Dopamin entsteht direkt aus Tyrosin und das wiederum direkt aus Phenylalanin. Beides wurde in der Studie verteilt. Phenylalanin ist eine essenzielle Aminosäure. Die ich routinemäßig bei jedem von Ihnen messe und von der ich routinemäßig viel zu wenig finde. Kein Wunder, dass dann der Antrieb fehlt, die Entscheidungsfreudigkeit, dass Sie Probleme haben, sich für die Aufgaben des Alltags zu motivieren, dass der Stress Sie kaputt macht.

Pardon für diesen abrupten Themenwechsel und unschönen Rückblick: Manche von Ihnen erinnern sich an den Falklandkrieg. Stress pur für die Bomberpiloten. 24 Stunden in der Luft und das wach und voll konzentriert, das schafft man nicht einfach so. Die bekamen Phenylalanin im hohen Grammbereich. Hatten also viel Dopamin im Gehirn. Funktioniert. Ist bekannt.

Insofern sind die Ergebnisse der Studie weder neu noch erstaunlich. Ist alles bekannt. Wird in der Schulmedizin nur immer wieder vergessen. Zum Glück wissen Sie längst Bescheid.

## Tryptophan – und der Stress perlt ab

Was obige Studie zwar in den Blutproben gemessen, aber nicht per Pille verteilt hat, ist Tryptophan. Warum? Wo es in Sachen Stress einen so gravierenden Unterschied macht?

Tryptophan ist die Diva unter den Aminosäuren. Sobald sie an der Blut-Hirn-Schranke auf andere Aminosäuren trifft, tritt sie in einen Konkurrenzkampf, aus dem sie sich alsbald beleidigt zurückzieht. So kommt sie viel zu oft erst gar nicht im Gehirn an.

Praktisch bedeutet das: Wer L-Tryptophan-Kapseln kurz vor oder nach einer Mahlzeit einnimmt, macht es weniger wirksam oder sogar komplett nutzlos. Am besten sind eine zweistündige Essenspause vor der Einnahme und eine einstündige Pause danach. Da man menschliche Teilnehmer – anders als Mäuseprobanden – von Ernährungsstudien typischerweise ohne permanente Überwachung frei herumlaufen lässt, kann man den optimalen Umgang mit Amino-Divas nur schwer erreichen. Da lässt man es vermutlich lieber gleich bleiben.

Verzwickt: Tryptophan ist äußerst zimperlich, *und* es ist für uns existenziell wichtig. Warum? Es produziert Serotonin, unser Glückshormon, unser Chefhormon. Aus Tryptophan wird schlussendlich auch Melatonin, das Schlafhormon. Nur seltsam: 95 Prozent des menschlichen Serotonins verstecken sich im Darm. Also nur 5 Prozent im Gehirn. Warum ausgerechnet in unserem finstersten Untergeschoss? Was macht das Glückshormon im Darm? Es beruhigt. Genauer:

- Reguliert die **Peristaltik**,
- reguliert die **Resorption**,
- lindert Schmerz bei **Darmkrämpfen**,
- stimuliert das **Immunsystem** des Darms,
- reguliert **Reflexe** von Magen und Darm (Übelkeit, Erbrechen)

Tryptophan beruhigt so nicht nur unser Gehirn, nicht nur unser Denken, sondern eben auch die Darm-Aktivität. Häufig sehr erwünscht. Gerade bei Stress. Schon mal dran gedacht, bei Bauchweh Tryptophan zu schlucken? Aber weiter geht's.

- Tryptophan reguliert über Serotonin die **Regeneration der Darmschleimhaut**. Besonders wichtig bei Ihren Nahrungsmittel-Unverträglichkeiten.
- Tryptophan stimuliert bestimmte **Laktobazillen**. Die wiederum reduzieren die Durchlässigkeit der Darmschleimhaut. Hintergrund des Leaky-Gut-Syndroms, das wiederum als Hintergrund des Reizdarm-Syndroms gilt.
- Tryptophan **aktiviert Interleukin-10**, das wichtigste antientzündlich wirkende Zytokin.

Lang anhaltender Stress und länger dauernde Entzündung – das eine folgt regelmäßig auf das andere – senken den Tryptophanspiegel. Damit geht der Darmschleimhaut eine schützende, regenerierende und schmerzlindernde Substanz verloren. Es öffnen sich Tür und Tor für Immunkrankheiten, das Immunsystem wird schwach und schwächer und schafft es bald nicht mehr zu verhindern, dass Pilze wie Candida wachsen.

Nehmen wir die Fakten also ernst. Hören wir auf den Histologen, der in der Darmschleimhaut 95 Prozent des menschlichen Tryptophans finden sollte. Damit auch des Serotonins. Nur: Oft findet er es nicht, zumindest viel zu wenig davon. Was dann zum logischen Vorschlag führt:

### Bei Darmbeschwerden Tryptophan versuchen

Man braucht tatsächlich nur zuzuhören. Am besten Experten. Für mich sind Experten Menschen, die etwas selbst erlebt und bewältigt haben. Eine solche Expertin bestätigt soeben den Zusammenhang zwischen Entzündung (hier: Grippe) und Depression, Angst, Panik – und wiederum … Tryptophan.

Die Patientin kannte sich wirklich aus: Hashimoto, Brustkrebs, Depression. Hat sie alles überlebt. Ursache war, so ihre eigenen Worte, »selbst gemachter Stress«. Lesen Sie mit:

> »Einige Wochen nach dem Besuch in Ihrer Praxis habe ich das Antidepressivum ausgeschlichen, bereits während der Ausschleichphase Tryptophan und andere NEMs eingenommen. Blutwerte verbesserten sich bei Kontrolle nur langsam. Dennoch fühlte ich mich unglaublich viel besser. Der Körper saugte alle NEMs auf wie ein Schwamm.«

Von einem Urlaub im Ausland brachte sie eine heftige Grippe mit. Es ging ihr physisch und psychisch unterirdisch schlecht – wie damals während der Depression mit Angst und Panikattacken. Nun, so schreibt sie, wisse sie warum: Während der Grippe verheizte der Körper das kostbare Tryptophan. Nicht nur das Tryptophan. Es sei auch Lysin, Glutamin, Magnesium und viele NEMs mehr … Sie fülle nun systematisch alle Speicher wieder auf – vor allem mit Zink, Magnesium, Vitamin A, C, D, E, Omega 3, Aminosäuren. Und dann hat sie eine für mich hoch interessante Beobachtung gemacht, über die sie in ihrer Mail ausführlich berichtet:

> »Im Zuge meiner jüngsten Angst- und Panikattacken und der ständigen Agitiertheit habe ich die Aminosäure Lysin entdeckt. Lysin bringt gleich doppelten Nutzen: es stärkt das Immunsystem, wie ich las, und es bringt innere Ruhe, genau wie GABA. Ich habe außerdem festgestellt, dass bereits

1 Gramm Lysin nach einer halben Stunde wie eine Tablette Tavor wirkt! Das ist für mich eine Sensation! Denn vor Tavor habe ich wegen des Abhängigkeitspotenzials und der Nebenwirkungen einen Riesen-Respekt.«

Und noch eine Entdeckung gelang der weitgereisten Dame (weitgereist durch die unendlichen Gefilde der Angst, der Verzweiflung, der Panik ...): Sie sei am letzten Wochenende wieder in ein »Verzweiflungsloch« gestürzt, schreibt sie. Habe sich diesmal aber selbst herausgezogen durch den Zuspruch zur Selbstheilung in dem Buch *Neue Wunder der Heilung*.

Oft unterschätzt: *Zuspruch*. Bücher, Gespräche, Empathie, das alles macht einen Unterschied. All das wirkt messbar gegen Stress. Und unterstützt Ihre Selbstheilung – die nicht zuletzt auf dem gründet, was eine sehr alte Einrichtung für Zuspruch einmal in diese schöne Formel brachte:

**Glaube – Liebe – Hoffnung.**

Es geht dabei gar nicht um ausgerechnet meine Bücher und auch nicht um einen alten Mann mit weißem Bart, der segensreich da oben irgendwo auf einer Wolke sitzt.

Es geht um Sie und um Ihre innere Gewissheit, dass das Leben mit Sinn und Freude verbunden ist, dass es eine Herzensfreude ist, Freunde und Familie um sich zu haben, und dass es – auch bei Krankheit – immer irgendwo wieder weitergeht. Sie erinnern sich? Die dunkle Wolkendecke kann so dick sein, wie sie will. Die Sonne ist trotzdem immer da. Hoch oben. Das kann Ihnen jeder bestätigen, der schon mal in den Urlaub geflogen ist ...

Das ist es, was in der Psychiatrie oft aus dem Blick gerät. Die Psychiatrie und ihren Umgang mit seelischen Erkrankungen habe ich nie verstanden. Nun ja: Natürlich schon verstanden, aber mich erzürnt über die Hilflosigkeit, über den Umgang mit der Krankheit, besser gesagt mit den kranken Menschen. Der Mensch leidet. Ja und jetzt? Zurück in die Jugend? Die strenge Mutter im fünften Lebensjahr? Das Trauma mit 14? Ist ja alles richtig. Aber wer ausschließlich alte Geschichten wieder aufwärmt, steht in Sachen Selbstheilung nur auf einem Bein. Deshalb

**messen wir Blutwerte.**

Das ist das andere Bein. Dass man die Veränderungen, die die Traumata im Menschen verursacht haben, tatsächlich messen kann, war, wie schon gesagt, eine der großen Entdeckungen vom Direktor des Max-Planck-Instituts in München: Professor Florian Holsboer. Hat meinen Blick auf Depressionen verändert. Und vielen von Ihnen neue Wege der Heilung eröffnet.

Ergebnis ist immer ein schnöder Laborbogen. Die Löcher im Schutzwall der Seele kann man auf dieser Liste sehen. Schwarz auf weiß. Was es uns ermöglicht, die für Depressionen so typische Entzündung des Gehirns zurückzudrängen, fehlende Substanzen zu ersetzen und so … einen Schutzwall wieder aufzurichten. Und auf diesem Wege die Depression verschwinden lassen. Zum Beispiel mit:

- **Tryptophan** – für bessere Stimmung, siehe oben
- **Zink** und **Vitamin** C – gegen Entzündung
- **Magnesium** – für innere Ruhe

Richtig gelesen: Magnesium! Dieses häufig unterschätzte Mineral schauen wir uns jetzt näher an. Zuvor noch ein abschließender Überblick zum Thema Eiweiß. So viel brauchen Sie – und da steckt es drin:

## Aminos aus der guten Küche

Der Mensch braucht jeden Tag etwa 1 bis 2 Gramm Eiweiß pro Kilogramm Körpergewicht; Kraftsportler brauchen bis zu 3 Gramm. Ausschlaggebend ist das Idealgewicht pro Körpergröße, nicht das tatsächliche Gewicht.

Für Selbstheilung, Leistungsfähigkeit und Gesundheit ist nicht nur die Gesamtmenge des gegessenen Eiweißes wichtig, sondern das richtige **Aminosäureprofil**. Wichtig zu wissen für Vegetarier und Veganer: Soja enthält zu wenig BCAA, Hülsenfrüchte zu wenig Tryptophan und Methionin, Getreide zu wenig Lysin. Trotzdem zählen zu den wichtigen Eiweißlieferanten

- **Linsen, Bohnen, Soja, Süßlupine**
- **Algen, Pilze, Nüsse**

Tatsächlich ALLE Aminosäuren in gut verwertbaren Anteilen finden wir in tierischen Lebensmitteln wie

- **Milch, Molke, Käse**
- **Fisch, Fleisch, Eiern**

**Gut zu wissen:** Ein Hühnerei enthält je nach Größe zwischen 13 und 16 Gramm Eiweiß. Wer 70 Kilo wiegt, muss also ca. fünf Eier pro Tag essen, wenn er sonst kein Eiweiß zu sich nimmt. Auf 70 Gramm Eiweiß kommt man auch mit 320 (!) Gramm Steak. Pro Tag. Das ist teuer, das ist fürs Weltklima suboptimal, und das ist der gute Grund, warum im Regal von Kraftsportlern so viele Dosen mit Proteinpulver stehen.

# Mineralien: Salze der inneren Ruhe

Jeder von Ihnen kennt die typische Stresskrankheit Migräne. Was dann? »Treten Sie mal kürzer« ist wohl das Häufigste und auch das Dämlichste, was man Betroffenen sagt. Wie soll das gehen? Sollen Sie den mobbenden Arbeitskollegen auf den Mond schießen? Das trotzende Kleinkind umtauschen? Das stressige Leben, das Umfeld ändern … oft geht das nicht so einfach. Die rettende Idee gegen Migräne ist eine völlig andere. Dazu muss man wissen:

Stress verbraucht Magnesium. Den sinkenden Spiegel kann man messen. Wenn Sie jetzt das fehlende Magnesium massiv ersetzen, dann schaffen Sie ein Schutzschild gegen Stress. Der Stress ist unverändert da, aber Sie sind besser gegen ihn geschützt. Sie nehmen ihn nicht wahr, die Migräne verschwindet.

Sehen Sie: Das ist das, was die Schulmedizin oft nicht verstanden hat. Das ist Molekularmedizin. Sie »dämpfen« nichts mit Medikamenten. Sie greifen nicht künstlich in Stoffwechselvorgänge ein. Sie bauen lediglich eine Mauer wieder auf, die Ihr Körper längst für Sie gebaut hätte – wenn genug Baumaterial bereitgestanden hätte.

## Magnesium – Salz der inneren Ruhe

Rund 25 Gramm Magnesium haben wir in unserem Körper. Davon sind 60 Prozent in unseren Knochen und Zähnen gebunden, knapp 39 Prozent befinden sich in den Zellen, insbesondere in den Muskeln. Nur 1 Prozent schwimmt im Blutplasma.

Magnesium ist ein Mineral. Es macht widerstandsfähiger gegen Stress als jeder andere Vitalstoff und wirkt schneller als jede Entspannungsübung auf der Bettkante. Denn Magnesium bringt Ihr hochtourig laufendes Nervensystem in kurzer Zeit zur Ruhe.

Mehr als 300 Funktionen des Energie-, Eiweiß- und Fettstoffwechsels hängen direkt ab von Magnesium. Magnesium reguliert die Erregbarkeit der Zellmembranen. Ist genug Magnesium da, laufen die Impulse optimal durch Muskel- und Nervenzellen. Sie sind wach und fit, leistungsfähig im Sport und am Schreibtisch, ohne zu überdrehen. Die »Gefäße« weiten sich, der Blutdruck normalisiert sich, das Herz schlägt ruhig, Sie schlafen besser ein – und falls Sie jemals unter Migräne gelitten haben: tschüss, Kopfschmerzen.

Wer sensibel auf Stress reagiert, kann davon ausgehen, dass sein Magnesiumspiegel im Blut und damit auch in den Zellen und entlang der Nerven zu niedrig liegt. Die Folgen können Sie sich schon denken:

- Kopfschmerzen bis hin zu Migräne
- Muskelverspannungen
- Schlaflosigkeit
- Bluthochdruck, Herzrhythmusstörungen bis hin zu Herzrasen
- Innere Unruhe, depressive Verstimmung
- Tinnitus
- Chronische Müdigkeit

Vieles davon ist direkt stressabhängig, und vieles davon wird Ihnen bekannt vorkommen. Warum aber fehlt so vielen Menschen so viel Magnesium? Die Gründe sind eigentlich banal

- **Zu wenig Gemüse und Hülsenfrüchte**: In Eile, im Büro, unterwegs gelingt es den meisten von uns nicht, sich mit genügend Linsen, Bohnen und Blattgemüsen zu versorgen. Brötchen geht schneller!
- **Zu viel Salz und Fett**: Wer viel Salz isst, scheidet viel Urin aus und verliert damit auch viel Magnesium. Zu viel und falsches Fett kann die Aufnahme von Magnesium im Darm stören.

- **Zu viel Alkohol**: Je mehr Alkohol Sie trinken, desto mehr Magnesium scheiden Sie über den Urin wieder aus.
- **Zu viele Softdrinks**: Limonaden und Cola enthalten Phosphate, die die Aufnahme von Magnesium erheblich behindern können. Deswegen machen Softdrinks zappelig und entnervt: Magnesiummangel durch Phosphat.

## Wie viel Magnesium Sie brauchen

400 Milligramm Magnesium sollten Sie sich jeden Tag gönnen. Falls Sie sich gesund ernähren, bekommen Sie diese Mengen zwar, doch leider nimmt Ihr Körper nur 20 bis 50 Prozent davon wirklich auf. Deshalb ist es wichtig, den eigenen Magnesiumspiegel zu kennen. Gemessen wird der Wert in Millimol pro Liter:

- *0,5 – 0,75 mmol/l*
  In den Zellen herrscht Mg-Notstand. Typisch: Migräneattacken, Überreiztheit, Müdigkeit, Tinnitus bis zum Hörsturz, später Herz-Kreislauf-Erkrankungen
- *0,75 – 0,90 mmol/l*
  Unteres Drittel der Norm. Mg-Mangel in den Zellen. Sie fühlen sich schlapp, sind stressanfällig und wenig leistungsfähig.
- *0,9 – 1,1 mmol/l*
  Ideal. Zelldepots sind gefüllt.

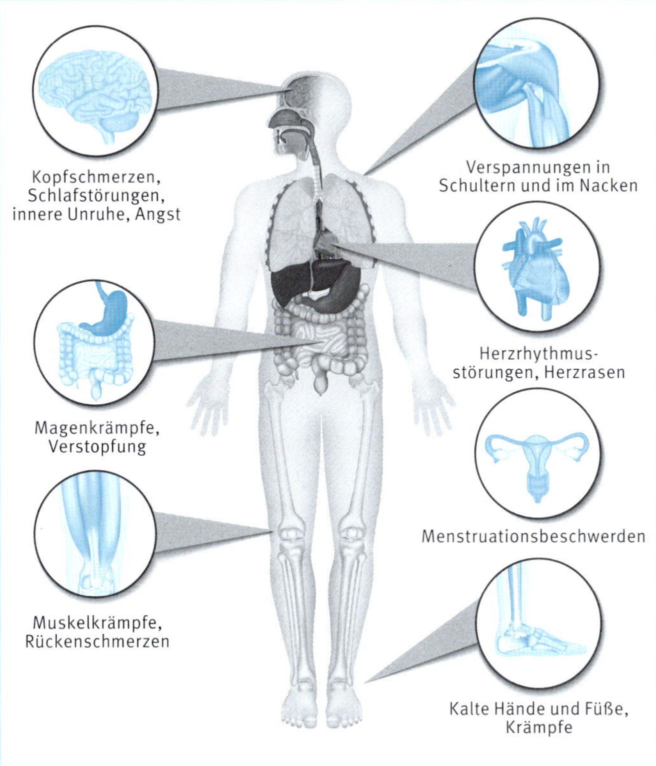


Wenn Sie über mehrere Monate jeden Tag 300 bis 400 Milligramm Magnesium einnehmen (in einem Liter Wasser auflösen und über den Tag verteilt trinken), füllen Sie den Mangel in Ihren Zellen Schritt für Schritt auf. Erst, wenn die Zelldepots gefüllt sind, wird der höhere Magnesiumspiegel auch in Ihrem Blut sichtbar. Am besten vom Körper aufgenommen wird Magnesium-*Citrat*. Steht im Kleingedruckten.

Meiner Einschätzung läuft mindestens die Hälfte der Ausdauersportler unter ihrem eigentlichen Leistungspotenzial, weil Magnesium fehlt. Der Grund ist einfach: Wer Sport treibt, verbraucht mehr Magnesium. Dazu kommen die täglichen Liter an Trainingsschweiß und Urin, durch die jeder Sportler jeden Tag jede Menge Magnesium verliert. Und nicht nur Sportler: Wer Teams führt, Strategien ausarbeitet oder Studien schreibt, der braucht ebenfalls viel Magnesium. Gegen den täglichen Stress, vor allem aber fürs Hirn. Ohne Magnesium läuft's da oben nicht rund!

Kurz: Kümmern Sie sich um Ihren Magnesiumhaushalt! Raten und glauben Sie nicht – lassen Sie messen, füllen Sie auf und werden Sie – souverän. Und nennen Sie das Ganze gerne

## Bluttuning

Das Blut ist unser flüssiges Organ. Und es ist der Lebenssaft, der uns den tiefsten und genauesten Einblick in unsere Gesundheit gibt. Risikofaktoren nenne ich Drohwerte, Leistungsparameter sind für mich Frohwerte. Man kann Laboranalysen tatsächlich dazu verwenden, um fröhlicher, leistungsfähiger und souverän zu werden. In der Universitätsmedizin unüblich. Dabei kann sich Bluttuning handfest auswirken. Dazu bekam ich folgenden Brief:

> »Bluttuning hat bei mir perfekt funktioniert! Gestern beim Marathon bin ich eine 3:15 gelaufen. Das war der 68. Platz bei ca. 770 Teilnehmern. Erstaunlich ist, dass ich letztes Jahr, bei exakt gleicher Trainingsvorbereitung, mit Mühe und Not eine 3:30 geschafft habe. Jeder Hobby-Marathonläufer über 50 Jahre weiß, dass eine Steigerung von 3:30 auf 3:15 verdammt viel ist! Jetzt kann kommen was will, mich haut jetzt nichts mehr um.«

An diesen Patienten erinnere ich mich gut. Wieder einmal ging's um Stress. Der alltägliche Stress und seine Folgen, um Nervosität, um fehlenden Antrieb, um mangelnde Motivation. Fast schon freue ich mich, wenn diese Themen auf den Tisch kommen. Weil ich weiß: Kann man ändern. Kein Problem. Hier war's in erster Linie Magnesium und Arginin. Dazu noch ein paar Kleinigkeiten. Resultat: 15 Minuten. Jeder von uns Hobby-Läufern weiß: ein kleines Wunder. Entscheidend, so meine ich, war hier sehr viel höhere Resilienz gegen den Stress. Dank

**mehr Selbstbewusstsein**
**mehr Souveränität**
**mehr Leistung.**

Und tschüss, Stress.

## Magnesium aus der guten Küche

Magnesium (Mg) ist das Megamittel gegen Stress. Das Mineral hilft bei der Aktivierung von mehr als 300 Enzymen mit, es hilft bei der Produktion von Energie in den Mitochondrien und stabilisiert die Zellmembranen. Wer seine täglichen 400 Milligramm nicht als Pulver oder Pille einnehmen möchte, findet in seiner Küche als gute Lieferanten von Magnesium (pro 100 Gramm)

- *Brokkoli*: ca. 24 Milligramm Mg
- *Krabben*: ca. 67 Milligramm Mg
- *Bananen*: ca. 30 Milligramm Mg
- *Reis*: ca. 160 Milligramm Mg

- *Sojabohnen*: ca. 220 Milligramm Mg
- *Cashew-Nüsse*: ca. 300 Milligramm Mg
- *Kürbiskerne*: ca. 530 Milligramm Mg
- *Speisekleie*: ca. 590 Milligramm Mg
- *Hanfsamen*: ca. 700 Milligramm Mg

Wenn man sich jetzt überlegt, wie Kleie schmeckt, und dass 100 Gramm Cashews 500 Kalorien haben, versteht man, warum manch einer auf Pulver zurückgreift.

## ABCDE: Vitamine sind der beste Schutzschirm gegen Stress

Bei Vitaminen denkt man immer gleich an Erkältung. Abwehrkraft gegen Viren, Bakterien und alles andere, was wir im Körper nicht haben wollen. Ist ja auch nicht falsch, aber eben auch noch nicht die ganze Geschichte. Was viele unterschätzen – nicht nur Sie, sondern auch Ihre Ärztinnen und Ärzte –, das ist der direkte Zusammenhang zwischen Ihrer Vitaminversorgung und Ihrer Stressfestigkeit. Die kurze Formel lautet:

**Optimale Versorgung mit den Vitaminen A bis E**
**= Stress macht mir nix.**

Buchstabieren wir die Wunderwelt der Vitamine also durch. Von A bis E. Wie hilft Ihnen jedes Vitamin gegen Stress? Und was passiert, wenn Sie zu wenig davon haben? Sie werden staunen …

## Vitamine A und B: Bei Mangel leiden Frauen am meisten

Wie Vitamine wirken, dass lässt sich gar nicht so leicht dingfest machen. Zum einen funken immer Nebeneffekte in die Studien hinein – wie viel jemand in der Sonne ist, ob er in einer glücklichen Partnerschaft lebt, ob er sich vom eigenen Pflaumenbaum ernährt oder an der nächsten Pommesbude. Zum anderen wird oft nur gefragt, was jemand den ganzen Tag isst – statt den Vitaminstatus im Blut zu messen. Es wird nur grob skizziert, wie jemand sich fühlt – statt Stresshormone im Blut oder im Speichel zu messen oder zumindest strukturiert zu fragen. So weiß man zwar aus der klinischen Praxis, dass Stress zu Depression führt und dass die Schwere der Depression und die Vitaminversorgung zusammenhängen. Die Studienlage dazu ist aber uneinheitlich.

Das brachte eine chinesische Forschergruppe um Xiaomin Huang von der Nanjing Medical University auf eine Idee. Sie besorgten sich Zugang zur Datenbank des National Health and Nutrition Examination Survey (NHANES, 2005–2006). Hier liegen detaillierte Blutanalysen vor, außerdem die Ergebnisse des neun Punkte umfassenden Fragebogens »Patient Health Questionnaire (PHQ-9)«, den die American Psychiatric Association empfiehlt, um den Schweregrad einer Depression zu messen. Diese Ergebnisse – Vitamine auf der einen Seite, Depression auf der anderen Seite – schickten die chinesischen Forscher durch Statistikprogramme. Und fanden eine klaren Zusammenhang zwischen der

- **Vitamin-A**-Konzentration im Blut und Depression
- **Vitamin-B12**-Konzentration im Blut und Depression

Das allein ist schon spannend. Die Forscher wollten es nun noch genauer wissen und untersuchten die Daten getrennt nach Geschlechtern. Ergebnis – halten Sie sich fest (Huang 2018):

- Bei Frauen hingen wenig Folsäure und wenig Vitamin-B12 im Blut zusammen mit Depression.
- Bei Männern nicht.

Das heißt nun nicht, dass Männer keine B-Vitamine brauchen. Aber es heißt: Frauen reagieren auf einen Mangel an Vitamin B9 (das ist Folsäure) und B12 hoch empfindlich und sogar mit Depression. Sollte man auf dem Schirm haben. Gerade dann, wenn es um stressbedingte Depressionen geht. Um Vegetarierinnen. Um Mütter.

Dass auch Männer B-Vitamine bitter nötig haben, hatte vor Jahren die McGill-University in Montreal gezeigt. Das so drastisch, dass diese Studie aktuell aus dem Netz verschwunden ist – zumindest habe ich sie nicht wiedergefunden. Damals wurden Testpersonen drei Wochen lang ohne ihr Wissen mit Lebensmitteln mit sehr wenig Folsäure ernährt. Die Folge: Sie wurden reizbar, nervös, bekamen Schlafstörungen. Sie selbst beschrieben ihren Stresspegel während dieser Zeit als »sehr hoch« bis »extrem«. Wurde daraufhin die Ernährung auf Folsäure-haltig umgestellt, verschwanden diese Stresssymptome innerhalb von zwei Tagen.

Folsäure – englisch folic acid – ist in Kanada und in den USA sehr gut erforscht. So gut, dass dort jeglichem Mehl Folsäure zugesetzt wird. In Deutschland müssen Sie sich selbst kümmern. Und wenn Sie das tun, lohnt sich das. Denn Folsäure trägt bei zur Herstellung des

- Antriebshormons Dopamin
- Glückshormons Serotonin
- positiven Stresshormons Noradrenalin

Wissen Sie, was ich tagtäglich denke, wenn ich Ihren tiefen Folsäurespiegel kommentieren darf? »Schade! Sie könnten es leichter haben.«

Und, ganz ehrlich, manchmal denke ich auch: »Selbst schuld«. Die Fakten liegen auf dem Tisch, Folsäure gibt's in jeder Apotheke.

Besser noch: B-Komplex-Pillen. Da haben Sie die ganzen B-Vitamine zusammen und gleichen Ihren typischen Mangel am Nervenvitamin B6 und am Nerven-, Blutbildungs- und Zellteilungsvitamin B12 gleich mit aus.

## Vitamin C: Wirksam gegen Stress und Depression

Erinnern Sie sich? In der Zeitschrift *Focus* fand sich einmal die Randbemerkung, dass die deutsche Hausratte in Ruhe, also quasi vor dem Fernseher, sich mit 5 Gramm Vitamin C pro Tag (in Eigenproduktion) begnügt. Und kaum komme die Ratte in Stress, also etwa bei den Börsennachrichten, produziere sie sich schlagartig bis zu 100 g Vitamin C selbst. Also umgerechnet auf das Körpergewicht des Menschen.

Was will die Natur uns damit sagen? Ganz einfach: Der lebende Organismus braucht unter Stress mehr Vitamin C. Die Ratte macht sich's selbst, der Mensch, der Primat und das Meerschweinchen (kein Witz!) können es leider nicht. Pech in der Evolution. Was jetzt? Wir verbrauchen das bisschen, was wir gegessen haben, es ist dann leer und … nun ja, wir werden eben krank. Auch so verstehen wir ein wenig besser die Bemerkung der WHO, dass 70 Prozent aller Krankheiten durch Stress mitbedingt sind.

Aber, sagen Sie, ist das nicht ein bisschen übertrieben? 100 Gramm Vitamin C? Natürlich haben Sie recht. An der Universität Trier hat man herausgefunden, dass es 3 Gramm auch schon tun. Wie das? Forscher um Stuart Brody, einem Experten für Psychosomatik und Psychobiologie, haben zwei Gruppen zu je 60 Personen antreten lassen. Die einen bekamen 14 Tage lang drei Mal täglich 1000 Milligramm Vitamin C, die anderen Placebo. Dann triezte man sie mit öffentlichem Kopfrechnen (brrr!) und öffentlichem Sprechen (noch mal: brrr!). Ergebnis für die Vitamin-C-Gruppe:

- Der **Blutdruck** steigt weniger stark an und normalisiert sich schneller nach Abklingen des Stressfaktors. Wichtig für alle von Ihnen, die schon an Grenzwertblutdruck leiden.
- Das **Stresshormon Cortisol**, im Speichel gemessen, steigt nach Vitamin-C-Gabe weniger stark an und klingt rascher ab als beim ungeschützten Menschen.

Cortisol ist mir wichtig und beinahe unheimlich. Seit ich weiß, dass erhöhtes Cortisol direkt und gnadenlos Gehirnzellen abtötet. Denke ich immer über gestresste Menschen nach. Wie werden die wohl später ihre Rente genießen? Ich meine: Vitamin C nicht zu nehmen, dürfte genauso schlimm sein, wie täglich zu rauchen. Die Universität Trier hat wieder ein kleines Mosaiksteinchen zu diesem Bild beigetragen. (Brody 2002)

Da die Trierer Studie schon fast 20 Jahre alt ist, habe ich mich auf die Suche nach jüngeren Ergebnissen begeben. Und gefunden: Eine hoch spannende, sehr ausführliche Überblicksarbeit eines Forscherteams um die Biochemikerin Bettina Moritz von der Universität Santa Catarina in Florianópolis, Brasilien. Untersucht wurde die Literatur im Hinblick auf die mögliche Verwendung von Ascorbinsäure als Hilfsmittel bei der Behandlung von – nicht zuletzt stressbedingten – Angstzuständen und Depressionen. Hier eine Auswahl aus Hunderten in der Arbeit zitierten Ergebnissen. **Vitamin C …**

- **schützt Biomoleküle** vor oxidativen Schäden.
- **regeneriert Vitamin E** und wirkt über diesen Weg antioxidativ
- **schützt die Nerven**

- **unterstützt** die Wirkung von **Dopamin**, **Noradrenalin** und **Serotonin**
- sorgt für ein fittes **Gehirn**, da Kollagen Typ IV (ein Protein, dessen Synthese von Ascorbinsäure abhängt) für die Myelinstruktur und die elektrische Aktivität des Gehirns unerlässlich ist
- unterstützt die **Erholung** von psychischem Stress, stabilisiert die **Stimmung, verbessert Angstzustände**.

Besonders erstaunlich: Die antidepressive Wirkung von Vitamin C *könnte* – ganz geklärt ist das noch nicht – mit einer Aktivierung von GABA-A-Rezeptoren zusammenhängen. Dazu muss man wissen: GABA-A-Rezeptoren sind für die schnelle Hemmung der Nervenaktivität im Gehirn verantwortlich; Beruhigungsmittel wie Valium wirken exakt über diesen Rezeptor. (Moritz 2020)

Also: Wenn der Stress mal wieder die Stimmung runterzieht, vielleicht erst mal Vitamin C probieren? Statt immer gleich einen Pharmahammer zu schlucken?

## Vitamin D: Hilft bei mentalen Problemen

Wissenschaftler um Hamidreza Jamilian von der Abteilung Psychiatrie der Universität Arak, Iran, haben 2019 eine weitere spannende Überblicksarbeit vorgelegt. Hier ging es um den Zusammenhang zwischen oxidativem Stress, mentalem Stress und Vitamin D, hier bei Patienten mit psychiatrischen Störungen untersucht.

Durchforstet wurden alle Studien, die Forschergruppen bis März 2019 in den Datenbanken MEDLINE, EMBASE, Web of Science und Cochrane Central Register of Controlled Trials hinterlegt hatten. Dann wurde die Qualität jeder einzelnen Studie bewertet und deren Ergebnis in die statistische Berechnung eingespeist. Und das kam heraus. **Vitamin D begünstigt**

- **weniger Depression** (nach dem Beck Depression Inventory (BDI), 9 Studien),
- **besseren Schlaf** (nach dem Pittsburgh Sleep Quality Index (PSQI), zwei Studien),
- **mehr Glutathion** (3 Studien). Wichtig, weil Glutathion zu den wichtigsten Antioxidantien im Körper gehört.
- **weniger C-reaktives Protein CRP** (fünf Studien). Wichtig, weil CRP zum Beispiel als Reaktion auf Entzündungen oder Tumore gebildet wird.

Fazit: Vitamin D hilft gegen oxidativen Stress und über diesen Weg auch gegen mentalen Stress bei Menschen, die unter psychiatrischen Störungen leiden. (Jamilian 2019) Falls Sie sich jetzt fragen, auf wie viele Menschen das überhaupt zutrifft, hier gleich die Antwort für das Jahr 2019, Fokus Deutschland (Statista):

- 26 Prozent der Deutschen leiden unter Depression
- 25 Prozent haben Angststörungen
- 1,2 Millionen Menschen waren wegen psychischer Störungen im Krankenhaus.

Das ist viel, und 2019 hatten wir noch nicht geahnt, was uns 2020 und Folgejahre an unangenehmen Überraschungen bringen würden …

## Vitamin E: Aktiv gegen den Zelltod

Wir meinen gerne, etwas Besonderes zu sein. Dabei bestehen wir aus banalen Atomen und Molekülen – wie alles andere auch. Diese Atome und Moleküle haben Elektronenwolken. Und diese Wolken können entweder abgesättigt oder eben nicht sein. Etwas anderes gibt es nicht. Abgesättigt heißt, es fehlt ihnen kein Elektron, und sie lassen andere Atome und Moleküle in Ruhe. Nicht abgesättigt heißt, sie reagieren als »freie Radikale« mit anderen Atomen und Molekülen, um die eigene Leerstelle zu füllen.

Dieses Spiel der Elektronenwolken nennt man Chemie. Beschreibt – seit Dalton, Thomson, Rutherford, Bohr und schließlich Schrödinger Schritt für Schritt dahinterkamen – unser Leben ziemlich vollständig.

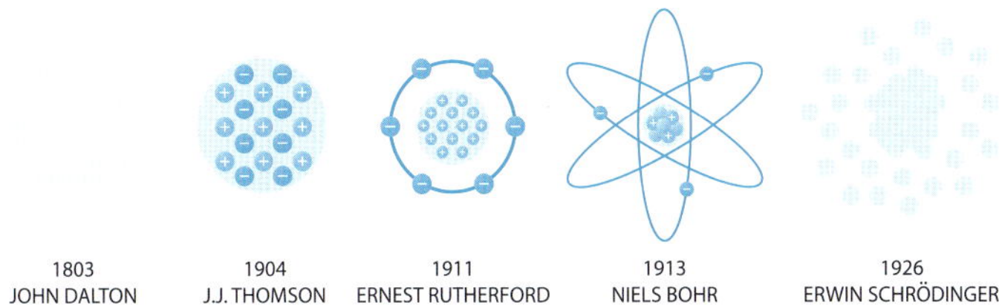


Dass beim Thema freie Radikale bei fast allen meiner Kollegen prompt die Scheuklappen herunterfallen, können Sie sich anhören: Fragen Sie doch einmal Ihren Hausarzt. Der kennt sich typischerweise sehr gut mit Tabletten aus, aber kaum mit Molekularmedizin.

Und trotzdem gibt es immer wieder Wissenschaftler, die es dann doch ganz genau wissen wollen. Die sich die molekularen Mechanismen ganz genau anschauen, über Jahrzehnte. Dr. Markus Conrad vom Institut für klinische Molekularbiologie und Tumorgenetik am Helmholtz-Zentrum München ist so ein Wissenschaftler. Der züchtet seit vielen Jahren Mäuse, denen immer irgendetwas fehlt: ein Enzym im Körper zum Beispiel, oder Vitamin E in der Nahrung, oder beides. Dann schaut er sich an, welche Mäuse überleben, welche das nicht tun, und warum das so ist. Was er eigentlich entschlüsseln will, ist das Geheimnis des sogenannten »Zelltods«. Um dann Wege zu finden, wie man diesen Zelltod verhindern kann.

»Als bekannte **Ursache**«, so erklärt es Dr. Conrad, »für akute und chronische degenerative Erkrankungen wie Schlaganfall, Arteriosklerose, Diabetes, Alzheimer und Parkinson gilt eine starke Anreicherung von reaktiven Sauerstoffspezies (ROS) bei gleichzeitigem Abfall der Konzentration des körpereigenen Antioxidans Glutathion.« (Helmholtz Zentrum München, 2008)

Ich drucke das Wort »Ursache« fett, weil man diese saubere, klare Feststellung gar nicht genug betonen kann. All die üblichen Krankheiten beruhen auf dem Ungleichgewicht zwischen aggressiven freien Radikalen und dem Abwehrmechanismus, den Antioxidantien. In einem Experiment aus dem Jahr 2008 konnte Conrad zeigen, dass oxidativer Stress, also freie Radikale unmittelbar zum Zelltod führen, wenn man das zelluläre Reduktionsmittel, also das Antioxidans Glutathion entfernt. Er gipfelt in einem Satz, den Sie sich gerne ins Kochbuch schreiben dürfen:

**»Interessanterweise konnte der Zelltod durch Vitamin E vollständig verhindert werden.«**

Vollständig verhindert! Durch Vitamin E. Durch so etwas Läppisches wie einen Pfennigartikel. Der, wie Sie wissen, den Herzinfarkt doppelt so gut verhindert wie Statine, die cholesterinsenkenden Mittel. In der Wissenschaft bewiesen. Natürlich wird die Pharmaindustrie einen Teufel tun, die überragende Wirkung von Vitamin E bekannt zu machen. Da verdient man nix!

Doch Conrad forscht weiter, immer weiter rund um Vitamin E und wie es die Zellen vor schädlicher Lipidperoxidation schützt, immer weiter rund um Glutathion. (Carlson 2016; Maiorino 2018)

Sie wissen schon, dass dieses geheimnisvolle Glutathion nichts anderes ist als drei Aminosäuren Glutaminsäure, Cystein und Glycin. Aminos! Mein Lieblingsthema. Sollte man essen. Genau wie Vitamine.

## Vitamine aus der guten Küche

Bis unsere Äpfel, Beeren und Karotten vom Feld über die Autobahn, das Kühlhaus und den Supermarkt in unsere Speisekammern kommen, haben sie sehr viel Zeit und damit auch sehr viele Vitamine verloren. Trotzdem lohnt es sich, den Vitamingehalt unserer Lieblingssorten Obst und Gemüse zu kennen und möglichst oft auf den Tisch zu bringen.

Weil sich niemand die lange Liste merken kann, reicht die Faustregel: **Mediterrane Küche** mit sehr viel frischem Gemüse und Obst, mit Salat, Fisch und Olivenöl. In einer Metaanalyse hatten Epidemiologen um Theodora Psaltopoulou von der Universität Athen schon im Jahr 2013 gezeigt, dass mediterrane Ernährung signifikant wirkt gegen alles, was bei Stress besonders leicht passiert: (Psaltopoulou 2013)

- **Depression**: minus ca. 35 Prozent (9 Studien)
- **Herzinfarkt**: minus ca. 30 Prozent (11 Studien)
- **Kognitive Störungen**: minus ca. 40 Prozent (8 Studien)

Wichtig vor allem für (werdende) Mütter: Mehrere Stoffwechselvorgänge im Körper sind von Folsäure abhängig, also Vitamin B9. Gut zu wissen: Depressive Patienten haben im Durchschnitt 25 Prozent weniger Folsäure im Blut als gesunde Menschen. Folsäure steckt in dunklem Blattgemüse, Spargel, in Zitrusfrüchten und Avocado.

## Omega 3: Der beste Puffer

Medizinische Forschungsteams kommen mitunter auf seltsame Ideen. Werfen wir einen Blick auf eine Studie, in der es ausschließlich um Stubenhocker geht und zwar um wohlbeleibte. 138 von ihnen sammelten die Forscherinnen um Anneliese A. Madison von der Universität Ohio, weil ihnen folgende Frage auf den Nägeln brannte: Wenn bei gesunden Menschen höhere Omega-3-Spiegel in den Zellen zusammenhängen mit

- längeren Telomeren (je länger diese »Hüte« auf den Chromosomen-Enden, desto länger lebt die Zelle),
- mit weniger messbarer Entzündung
- und einer geringeren Stressantwort im Körper,

führt dann die zusätzliche Einnahme von Omega 3 zum gleichen Effekt, auch wenn sie mit dicken Bäuchen sitzen?

### Hilft sogar ohne Sport

Um das herauszufinden, gaben sie besagten 138 Probanden vier Monate lang verschiedene Dosen Omega 3 oder Placebo. Vor und nach der Studie schickten sie die 93 Frauen und 45 Männer durch ein stressiges Jobinterview und einen Kopfrechentest. Außerdem maßen sie Stresshormone, Telomere und Entzündungsmarker jeweils vor und nach der Studie. Und, siehe da:

- Omega 3 reduzierte auch das **Gesamtcortisol** um 19 Prozent (bei der Gruppe mit 2,5 Gramm pro Tag)
- Omega 3 senkte das entzündungsfördernde Zytokin **Interleukin-6** um 33 Prozent (bei 2,5 Gramm pro Tag).

- In der Placebogruppe verkürzten sich die **Telomere** um 24 Prozent, in den Omega-3-Gruppen nicht
- In der Placebogruppe ging das entzündungshemmende Zytokin **Interleukin-10** (IL-10) um 26 Prozent zurück, in den Omega-3-Gruppen nicht

Fazit aus Ohio: Omega 3 verlangsamt die beschleunigte Alterung unter Stress. Es verringert das Depressionsrisiko, weil es den Cortisolspiegel und die Entzündung herunterregelt und außerdem die körpereigene Reparatur in der Erholungsphase stärkt. Und das sogar ohne Sport und bei Übergewicht! (Madison 2021)

## Gemüse gegen Stress

Omega-3-Fettsäuren gehören zu den »mehrfach ungesättigten«. Drei von diesen Fettsäuren sind für den menschlichen Körper besonders wichtig: die pflanzliche Omega-3-Fettsäure **ALA** und dann die vor allem aus Fischen oder Algen gewonnenen Omega-3-Fettsäuren **DHA** und **EPA**. Omega 3 wirkt Wunder! Aber nicht nur diese Sorte Fett.

Es gibt noch einen anderen, einen genialen Vorschlag aus Irland. Stammt vom Neurowissenschaftler John F. Cryan von der Universität Cork. Er beschäftigt sich mit den kurzkettigen Fettsäuren Acetat, Propionat und Butyrat und deren Einfluss auf Stress. Wie findet man das nun heraus?

Sie ahnen es: mit Mäusen. Professor Cryan hat Mäusen kurzkettige Fettsäuren verabreicht. Und hat die Tiere dann »Stressfaktoren« ausgesetzt. Wie das ausgesehen hat, möchte ich lieber nicht wissen … Jedenfalls: Im Vergleich zu Mäusen, die gewöhnliches Wasser bekamen, konnten diese Tiere »Angstzustände überwinden«. Das war's auch schon. Wenn Sie jetzt von Mäusen auf Menschen schließen, wüssten Sie, was Sie Ihrem ängstlichen Kind Gutes tun können.

Kam hinzu, dass dauerhafter Stress bekanntlich die Darmwand schädigt, sie durchlässig macht und auf diese Weise Entzündungen bewirkt. Stichwort Leaky Gut. Jetzt kommt's: Dagegen waren die Mäuse nach der Diät mit kurzkettigen Fettsäuren gefeit.

Auch für mich ein völlig neuer Vorschlag. Wenn Sie wieder zu mir kommen mit Ihren Blähungen, Darmkrämpfen, werde ich an Ihnen kurzkettige Fettsäuren ausprobieren. Sie erinnern sich: Diese Fettsäuren essen Sie nicht. Die werden in Ihrem Darm hergestellt, indem bestimmte Darmbakterien Ballaststoffe in der Nahrung spalten. Was Sie also brauchen, sind

- **Ballaststoffe**, reichlich
- **Darmbakterien**, und zwar die richtigen.

Cryan scheint mir ein Praktiker. Er gibt nämlich zwei praktische Ratschläge, um »Angstzustände zu überwinden«. Nämlich:

- Bakterienspende im Darm: **Probiotika**.
- Fettsäuren als Nahrungsergänzungsmittel: **Propionat** und **Butyrat.**

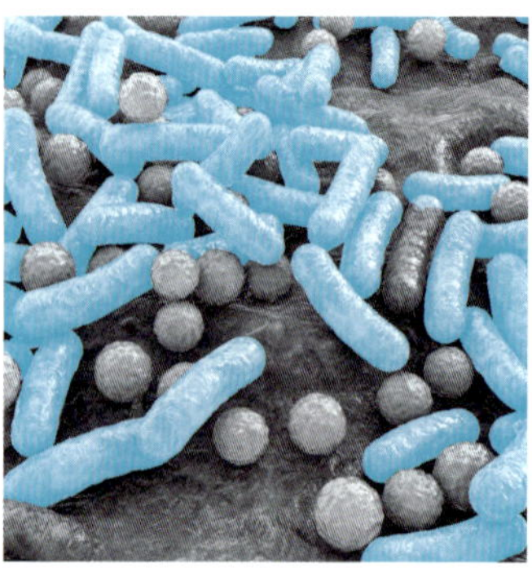

Und sagt doch tatsächlich, als praktischer Wissenschaftler, dass viele Leute lieber eine Pille schluckten, als ihre Ernährung umzustellen. Er selbst esse »mehr Gemüse – gegen Stress«. Löblich! (Grolle 2019; Van de Wouw 2018) Und damit sind wir beim nächsten Thema: Darmbakterien.

### Omega 3 aus der guten Küche

Ohne Omega-3-Fettsäuren EPA (Eicosapentaensäure) und DHA (Docosahexaensäure) funktioniert weder unser Gehirn noch unser Herz-Kreislauf-System und auch nicht unsere Abwehrkraft. Ein Mangel an Omega-3-Fettsäuren führt zu einem Rückgang von DHA im Gehirn, was Lern- und Gedächtnisschwächen zur Folge haben kann. Weil Omega 3 vor allem in Fisch steckt, müssen sich Vegetarier und Veganer besonders um ihre Versorgung mit dieser Fettsäure kümmern.

Die gute Nachricht: Der Körper kann EPA und DHA aus ALA (Alpha-Linolensäure) herstellen, die in gemahlenen Leinsamen, Walnüssen, Rapsöl, Sojaprodukten und Hanfgetränken enthalten ist. Leinöl ist das Omega-3-reichste Pflanzenöl, was es gibt. Allerdings ist es auch empfindlich: Es muss kühl und dunkel aufbewahrt werden, hält nicht lange und darf nicht erhitzt werden.

## Darmbakterien sind Stressfresser

Lust auf noch eine kreative Studie? Man nehme: Profifußballer der zweiten spanischen Liga und sitzende Studenten desselben Geschlechts und Alters. Man teile beide Gruppen per Zufall in zwei Hälften. Dann gebe man jeweils der Hälfte der Fußballer und der Hälfte der Sitzenden eine Pille mit einer Mischung aus Darmbakterien, der anderen Hälfte Placebo.

## Bakterien rauf, Stress runter

Was daraufhin im Laufe eines Monats passiert, fanden kürzlich Forscher der spanischen Universitäten Murcia und Badajoz heraus:

- **Weniger Angst** und **Stress**
- **Bessere Schlafqualität**
- Signifikant **mehr** Glückshormon **Dopamin**,
- Das alles – Achtung! – aber **NUR bei den Sportlern**!

Schön ist diese Studie nicht nur wegen der Profisportler. Relevant ist sie auch deshalb, weil man hier nicht geraten oder nach Befindlichkeiten gefragt, sondern gemessen hat. Und zwar die ganze Bandbreite von Entzündungsmarkern (IL-1β, IL-10 und Immunglobulin A) und Stress-Biomarkern (Epinephrin, Norepinephrin, Dopamin, Serotonin, Corticotropin-Releasing-Hormon CRH, Adrenocorticotropes Hormon ACTH und Cortisol). Warum ich Ihnen das im Detail aufschreibe? Weil bei den sitzenden Teilnehmern

- **IL-1β signifikant erhöht** war. Ein entzündungsförderndes Zytokin, das als Botenstoff auf Fremdkörper reagiert.
- **CRH**, also eins der Stresshormone, **signifikant gesunken** war. Immerhin.

Das heißt: Wenn Ihr Darm nicht in Ordnung ist und Sie sehr sensibel auf Stress reagieren, dann können Sie von Darmbakterien profitieren. Denn Darmbakterien wirken offenbar wie Stressfresser. Nur: Treiben Sie dabei keinen Sport, können Sie sich erhöhte Entzündungswerte einfangen. Aber: Treiben Sie Sport, dann werden Sie nicht nur mit weniger Stress belohnt, sondern auch noch mit mehr Glück. Bewiesen an Fußballern in Spanien. (Quero 2021)

Allzu viele Sorgen sollten Sie sich aber trotzdem nicht machen, wenn Sie zufällig kein spanischer Profikicker sind. Eine gerade publizierte Studie (placebokontrollierte, doppelblind) aus Indien mit 80 Studierenden unter Prüfungsstress zeigt signifikant gesunkene Cortisolwerte nach 28 Tagen Einnahme von Darmbakterien. Rezept gefällig? Man nehme je zwei Milliarden »Koloniebildende Einheiten« (KBE)

- Bacillus coagulans Unique
- Lactobacillus rhamnosus
- Bifidobacterium lactis
- Lactobacillus plantarum

Und je eine Milliarde KBE

- Bifidobacterium breve
- Bifidobacterium infantis

Merken Sie sich der Einfachheit halber den Begriff »Multistamm Probiotikum« und die Erkenntnis, dass es messbar gegen Prüfungsstress hilft. Auch ohne Fußball. (Venkataraman 2021)

## Mit Darmbakterien gegen Hochdruck

Der mit Ihrer Stressreaktion verbundene Bluthochdruck müsste damit ebenfalls sinken. Und an dieser Stelle haben Wissenschaftler um Darmbakterienforscher Dr. David J. Durgan in Houston, USA, gerade etwas absolut Erstaunliches entdeckt: Nicht nur Stress erhöht den Blutdruck.

**Auch ein gestörtes Darmmikrobiom kann den Blutdruck in die Höhe treiben.**

Um das herauszufinden, haben die Wissenschaftler gesunden Ratten Darmbakterien von Artgenossen implantiert, die an Bluthochdruck litten. Kurze Zeit später hatten die gesunden Tiere ebenfalls Bluthochdruck. Die Darmforscher schließen daraus, dass das gestörte Darmmikrobiom nicht eine Folge der Erkrankung ist, wie lange angenommen, sondern mit zur Entstehung des Bluthochdrucks beiträgt.

In einem weiteren Versuch fütterten die Wissenschaftler Ratten mit Bluthochdruck und erhöhtem Schlaganfallrisiko (so etwas gibt es, gruselige Vorstellung …) nur noch jeden zweiten Tag. Die Zusammensetzung der Bakterien veränderte sich, der Blutdruck sank. Ei gucke da! (Shi 2021)

Dr. Durgan hält nicht nur das veränderte Mikrobiom, sondern auch die Gallensäure für ausschlaggebend. Die Ratten mit erhöhtem Schlaganfallrisiko und Bluthochdruck produzierten weniger Gallensäure als gesunde Ratten. Nachdem die kranken Ratten nur noch jeden zweiten Tag gefüttert wurden, stieg die Produktion ihrer Gallensäure an. Warum?

**Gallensäure aktiviert einen Rezeptor, der dem Körper das Signal zur Senkung des Blutdrucks gibt.**

Genial, die Natur! Wenn man sie zu nutzen weiß. Wie können wir das im Alltag umsetzen? Ganz einfach: Intervallfasten!

Eine der einfachsten Arten des Intervallfastens für uns Menschen ist der 16/8-Rhythmus. Sie essen 16 Stunden lang nicht. Nix! Ihre gesamte tägliche Nahrungsaufnahme erfolgt in den restlichen 8 Stunden. Wenn Sie während der 8 Stunden auf leere Kohlenhydrate verzichten, werden Sie während den 16 Stunden Fasten nicht einmal starken Hunger verspüren. Ihr Insulinspiegel bleibt die ganze Zeit unten, das Hungergefühl ist weg. Gesundes Leben ist einfach!

## So locken Sie die richtigen Darmbakterien

Sie wollen Ihr Darmmikrobiom in Ordnung bringen? Essen Sie viel frisches Gemüse. Vertragen Sie nicht? Dann dünsten Sie eben (Wok). Darmfreundlich sind fermentierte Lebensmittel wie Kimchi, Miso, Sauerkraut, Pickles oder Kombucha. Außerdem wirken Prä- und Probiotika sowie L-Glutamin (ein Esslöffel täglich) oft Wunder. Wichtig: Machen Sie einen großen Bogen um verarbeitete Lebensmittel und Zucker.

### Das Rezept heißt »Auffüllen«

Beispiel gewünscht? Was passiert, wenn man mitten im Stress die Ernährung umstellt auf gesund? Hier schreibt eine ganz normale Mutter zweier Kinder über ihren Alltag. Wie sich das Chaos langsam lichtet, wie sich Resilienz aufbaut. Darf ich?

»Ich habe sehr **viel mehr Energie** als vorher, ich bin nicht mehr so unendlich kaputt wie früher … . dieses Schlappheits-Gefühl ist völlig weg. Klar, bin ich auch manchmal müde, aber es ist nicht mehr so körperlich wie vorher (wie nach einem Marathon).

Ich trinke morgens **nur noch einen Kaffee**, statt zwei bis drei (doppelte Tassen, versteht sich). Nachmittags schaffe ich es fast immer ganz ohne Kaffee. In der Summe sind das also nur noch 1–2 Kaffee statt 5–6 Kaffee auf den Tag.

Ich habe in den letzten drei Wochen **kein Mal mehr das Gefühl der Überforderung** gehabt. Ganz im Gegenteil, ich habe in den drei Wochen alle Aufgaben inklusive meiner drei Bewerbungsgespräche sehr gut und souverän gemeistert. Vorher fühlte ich mich schon überfordert, wenn ich nur an Arbeit gedacht habe.

Mit den **Kindern** habe ich diese Woche einen kleinen Durchhänger, sie streiten furchtbar viel, und das raubt mir sehr viel Energie … das ist vermutlich jedoch ein anderes Thema und kann nicht durch die Einnahme von NEMs gelöst werden. Die zwei Wochen davor hat es mit den Kindern jedenfalls gut geklappt, und wenn es mal zu Unstimmigkeiten kam, **konnte ich erstaunlich ruhig und gelassen reagieren**.

Ich kann wieder **normal einschlafen und sogar durchschlafen**, das ist ein Riesen-Erfolg. Wache ich doch einmal nachts auf oder werde ich von den Kindern geweckt, kann ich fast immer gut wieder einschlafen. Ganz ohne Schlaftabletten. Das ist wirklich sensationell!

**Nach dem Joggen oder Reiten bin ich nicht so erschöpft** wie früher. Eigentlich bin ich gar nicht kaputt nach dem Sport. Ich habe sogar eher das Gefühl, ich könnte noch weitermachen. Vorher hatte ich das Gefühl, ich muss mich nach dem Sport für zwei Stunden hinlegen, damit ich den Nachmittag überstehe.

**Und das Schönste ist: Ich habe wieder Freude**! Ich habe Freude am Wetter, an meinen Kindern, am Reiten (auch daran hatte ich keinen Spaß mehr!). Das ist echte Lebensqualität!«

Hätten Sie auch gerne? Mehr Energie? Durchhaltevermögen ohne Kaffee? Normal ein-/durchschlafen? Wieder Freude am Leben? Mehr Lebensqualität? Können Sie haben.

Es gibt mehr als nur ein Leben. Es gibt mehr als nur Alltag und Stress. Es gibt auch Glück, Energie und Lebensqualität. Wenn der Weg dorthin nicht so einfach wäre:

**TUN.**

# Stark sein und locker bleiben

Stress treibt den Blutdruck hoch, Bewegung reguliert ihn runter. Das Prinzip könnte nicht einfacher sein:

> »Nachdem bei mir ein zu hoher Blutdruck festgestellt wurde und ich keine Tabletten nehmen wollte, habe ich wieder Sport getrieben und festgestellt, dass das auch neben dem Beruf möglich ist. Habe 8 Kilo abgenommen, Gewicht wie mit 18 Jahren, Körperfett 14 Prozent, meine 10-km-Zeit nähert sich wieder der 40-Minuten-Grenze, und der Blutdruck ist normal.«

Blutdruck ist normal. Wie hat er das geschafft? Laufschuhe an, ab nach draußen. Nennen Sie das Prinzip gerne auch: Epigenetik. Wirkt bei Bluthochdruck und genauso bei Krebs. Oder Depression. Oder Fibromyalgie. Das Prinzip ist immer das gleiche. Verweigern Sie sich so oft wie möglich der Pharmaindustrie, auch wenn Sie damit Ihren Hausarzt verärgern. Senken Sie den Blutdruck selbst mit einer Bewegungsform, die Ihnen liegt. Es darf gerne, muss aber kein Leistungssport sein. Resilient gegen Stress werden Sie auch mit

- Gehen
- Laufen
- Schwimmen.

Falls Leistungssport für Sie das Richtige ist: Setzen Sie auf Superkompensation statt Übertraining. Sonst treiben Sie Ihren Stress versehentlich hoch statt runter. Dazu gleich mehr.

## Laufen zieht dem Stress den Stachel

Fakt ist: Läufer bauen Stress ab. Die Stresshormone Adrenalin wie auch Cortisol sinken signifikant, wenn der Mensch rennt. Das verbessert die körperliche Gesundheit – und die mentale. Ein mit Stresshormonen geflutetes Gehirn denkt nicht. Jeder kennt Denkblockaden in der Prüfung. Auch eine meiner Patientinnen:

> »Ich leide unter sehr starker Prüfungsangst, ich habe auch ein grundsätzliches Problem mit der Stressverarbeitung, diese ist teilweise so stark, dass ich eine verzerrte Wahrnehmung habe, in ein emotionales Loch falle, meine Gefühle kaum in den Griff und richtige Panikattacken bekomme. Die Ursachen dafür sind mir bekannt, dieses Wissen nutzt mir in der Situation aber nichts.«

Sie hat die Situation durchschaut. Sich selbst genügend analysiert. Und sie hat richtig festgestellt: Dieses Wissen allein nützt nichts. Was also tut sie?

> »Täglich nehme ich zusätzlich Omega 3, Kalium, massiv Aminosäuren, habe auch Zink in der Dosierung extrem erhöht. Und ich habe wieder angefangen, konsequent meinen morgendlichen Nüchternlauf zu machen. Der Nüchternlauf (meditativ), morgens in der Früh ist etwas Heilbringendes und wirkt Wunder, insbesondere für die Stressverarbeitung. Zusätzlich meditiere ich noch regelmäßig zu Hause. Und zur Ernährung: Natürlich No-carb, viel Fett und Eiweiß.«

Die Dame hat wirklich kapiert. Da merkt man den kühlen, juristischen Sachverstand. Wir haben jetzt also das Leid kennengerlernt und den Weg. Ergebnis?

»Dieses System führt dazu, dass ich mich sehr stabil in dieser Situation halte und dem Druck standhalten kann. Auch meine Wahrnehmung ist nicht mehr verzerrt, Panikattacken oder Anflüge davon kann ich abfedern und vermeiden. Aber sobald ich Kohlenhydrate esse, merke ich, wie sich meine Stimmung negativ verändert.«

Einverstanden. Die Dame ist auf dem Weg. Noch nicht im Ziel. Ziel? Was soll das sein? Kann ich Ihnen sagen: Wird von der Patientin selbst formuliert:

»Im Sommer nächsten Jahres werde ich meinen ersten Triathlon absolvieren. Mein erträumtes Ziel, in ein paar Jahren auf Hawaii an den Start gehen …«

Hawaii … Eine meiner schönsten Erinnerungen. Und doch gilt auch hier, was für den Spaziergang gilt: Es muss nicht immer der Ironman sein. Hauptsache, Sie laufen überhaupt. Wer läuft, der läuft dem Stress davon.

## Laufen dreht Stressschäden zurück

Es ist tatsächlich möglich, sämtliche negative Stresswirkungen auf Körper und Seele mit Ausdauersport zurückzudrehen. Dass es funktioniert, ist epigenetisch erforscht bis in jedes Organ, bis hinein in die Zellen, bis in die letzten Enden Ihrer Erbinformation. Interessiert?

**Stress macht dick – Laufen macht dünn**. Mehr müsste man dazu eigentlich nicht sagen. Der Grund ist, dass der Mensch beim Laufen alle Muskeln braucht, vom Nacken über den Rücken, den Po bis über die Waden in die Füße. Weil er die Arme beim Laufen auch bewegt, lockert er seinen Oberkörper und lässt so viel Sauerstoff in den Körper strömen. Das, plus die Bewegung so vieler Muskeln, kurbelt den Stoffwechsel an, verbrennt Energie – und nicht zuletzt das Bauchfett. Erfahrungsgemäß hält jemand, der mehrmals pro Woche locker läuft, sein Gewicht besser als jemand, der nur einmal pro Woche rennt und dann auch noch über die Schmerzgrenze. (Details zum Thema Abnehmen in meinem Buch *Warum macht die Nudel dumm?,* Heyne)

**Stress raubt uns den Schlaf – Laufen bringt den Schlaf zurück.** Menschen, die regelmäßig Sport treiben, schlafen besser ein und länger durch. Vor allem dann, wenn sie bei Tageslicht draußen Sport treiben. Die Kombination aus Bewegung und Sonnenexposition hilft dabei, die lichtabhängigen Schlaf- und Wachhormone wieder in die richtige Balance zu bringen. Kurz: Draußen Laufen stellt die innere Uhr auf Gesund. (Hintergründe: *Das Schlaf-gut-Buch,* Heyne)

**Stress macht Blutwerte schlecht – Laufen räumt sie auf.** Hohe Cholesterinwerte machen anfällig für Herzinfarkt. Schon ist die Rede von »Statinen« oder »keine Eier essen«. Beides Unsinn. Der Cholesterinspiegel lässt sich in Ordnung bringen mit der Kombination Nocarb plus Laufen. Das zeigt die Forschung, das zeigt aber auch meine Erfahrung mit meinem persönlichen Cholesterinspiegel. (Mehr dazu: *Blut,* Heyne)

**Stress zerstört das Immunsystem – Laufen baut es auf.** Regelmäßige Laufeinheiten in vernünftiger Länge – also passend zu Alter, Fitness, Körpergewicht – pushen das Immunsystem. Für das Immunsystem schädliche Stresshormone werden »abgelaufen«, die allgemeine Abwehr in Bestform gebracht. Gemeint sind Killerzellen und Co. Das funktioniert besonders gut, wenn Sie sich optimal mit Aminosäuren versorgen. Warum? Weil praktisch jede Komponente Ihres Immunsystems aus Eiweiß besteht und nur dann mobilisiert werden kann, wenn die entsprechenden Eiweißbausteine angeliefert werden: Frühstücksei, Mittagsfisch, Abendkäse oder vernünftige (auf Aminosäureprofile achten, Gluten, Zusatzstoffe!) vegetarische Alternativen. (Mehr dazu in Strunz: *Die Amino-Revolution,* Heyne)

**Stress macht depressiv – Laufen hellt die Stimmung auf.** Mittlerweile zeigen jede Menge wissenschaftliche Studien, dass Laufen bei der Behandlung von Depressionen ähnlich gut wirkt wie Psychotherapie und Medikamente. Außerdem ist es ein wenig so wie beim Singen: Wer läuft, kann keine Angst haben. Das liegt an den Glückshormonen, die sich der Körper selbst ausschüttet, sobald wir rennen oder eben singen. Wer im Sonnenlicht läuft, der baut sich selbst zusätzliches Vitamin D. Dieses und andere Vitamine wirken ebenfalls gegen – oft stressbedingte – Depression. (Details: *Vitamine,* Heyne)

## Aerobic und Yoga wirken ähnlich effektiv

Kann sich nun irgendwer immer noch nicht aufraffen zum Laufen? Kein Problem, es gibt Alternativen. Ganz aktuell zeigt ein Forscherteam aus Kingston, Kanada, dass auch acht Wochen **Aerobic** (Sie erinnern sich an Jane Fonda?) messbar und signifikant gegen Depression wirkt: Die Hamilton Rating Scale for Depression (HAM-D) zeigte 80 Prozent weniger stressbezogene Symptome an. Fast genauso effektiv wirkte **Bikram-Yoga:** 73 Prozent weniger Stress auf der Skala. Laut Studie wird »negatives Denken« unterbrochen.

Wobei man wissen muss: Bikram-Yoga dauert 90 Minuten und wird praktiziert bei rund 40 Grad und einer Luftfeuchtigkeit von mindestens 40 Prozent. Muskeln, Bänder und Sehnen werden dabei so warm, dass sich die Serie von 26 Asanas relativ stressfrei durchturnen lässt. Das kräftigt die Muskulatur und das Immunsystem – und wirkt auf diesem

Wege doppelt gegen den Stress. Für »negatives Denken« hat man in der Yoga-Sauna vermutlich allein schon wegen des Klimas keine Kapazitäten frei. (La Rocque 2021)

## Schwimmen: Abtauchen und wohlfühlen

Entscheidend ist nicht, ob Sie sich mit Yoga, mit Aerobic, mit Laufen oder Gehen mit Muskeln versorgen. Entscheidend ist, dass Sie es überhaupt tun. Denn die **Muskelmasse** macht den Unterschied.

Das liegt vor allem an Glutamin: Glutamin wird in der Muskulatur gebaut. Schlägt Ihr Immunsystem Alarm, wird Glutamin in den Muskeln freigesetzt und macht die Immunzellen scharf. Es kurbelt die Produktion der Immunbotenstoffe Interleukin-1 und -2 an, es unterstützt die Produktion von B-Zellen, T-Zellen und Killerzellen.

**Glutamin dient Immunzellen als Brennstoff.**

Kurz: Glutamin ist die Schlüsselaminosäure des Immunsystems und für Sie einer Ihrer wichtigsten Hebel der Selbstheilung. Wenn, ja wenn Sie Muskeln haben. Falls Sie mit Bewegung an Land nicht warm werden, gehen Sie eben ins Wasser. Macht gesund. Bewiesen!

**Stress macht verrückt – Schwimmen wieder normal**. Das zeigt sich zumindest, wenn man Mäuse zuerst unter Stress und dann ins Schwimmbecken setzt. Was ganz genau in deren Gehirn passierte, konnten die chinesischen Mausforscher der Uni Shanghai noch nicht sagen, sie suchen aber weiter nach neuen Strategien zur Behandlung von stressbedingter Depression. (Liu 2018)

**Stress macht dick – Schwimmen wieder schlank.** Zumindest verbrennt der Mensch beim Schwimmen wesentlich mehr Energie als beim langsamen Laufen. Das liegt daran, dass unter Wasser noch mehr Muskeln an der Bewegung beteiligt sind als an Land. Außerdem bietet das Wasser uns mehr Widerstand als die Luft. Laut einer Schätzung der Mayo Clinic verbrennt ein 73-Kilogramm-Mensch in einer Schwimmstunde 423 Kalorien. Eine Stunde Spaziergang kosten dagegen nur 314 Kalorien, eine Stunde schnelles Laufen bei 8 km/h verbrennt allerdings noch mehr als Schwimmen: 606 Kalorien. (Mayo Clinic Staff 2019)

**Stress macht das Herz kaputt – Schwimmen wieder gesund**. Wer regelmäßig schwimmt, der tut seinem kompletten Herz-Kreislauf-System sehr viel Gutes: der Blutdruck sinkt, der Blutzuckerspiegel normalisiert sich, die Halsschlagader wird elastischer, das Hirn besser durchblutet. (Überblick Studien: Strong 2021)

**Stress macht unglücklich – Schwimmen macht glücklich.**
Schwimmen konnte Symptome von Angst oder Depression bei 1,4 Millionen Engländern deutlich verringern. Das zeigte eine von Swim England in Auftrag gegebene YouGov-Umfrage. Darüber hinaus geben fast eine halbe Million britische Erwachsene mit psychischen Erkrankungen an, dass sie, wenn sie regelmäßig schwammen, weniger Arztbesuche brauchten, dass sie weniger Medikamente nahmen oder komplett auf ihre Pillen verzichteten. 43 Prozent der englischen Schwimmer sagten, sie fühlten sich dank des Schwimmens glücklicher, 26 Prozent waren immerhin motivierter bei ihren täglichen Pflichten. (Swim England News 2018)

# Dem Stress davonspazieren

Wenn man im Pandemiejahr 2020 ausgerechnet DJ war, blieb einem irgendwann nichts mehr anderes übrig als spazieren. Kreuz und quer durch die Stadt, erst kurze Strecken, dann längere, schließlich 14 Kilometer. Jeden Tag. So hat es der Münchner Joe Gehring gemacht. Dabei hat er, so erzählte er es der *Süddeutschen Zeitung,* jede Menge Musik analysiert, jede Menge Socken verschlissen und 45 Kilo verloren: (Kramer 2021)

> »›Du kannst Low-carb essen oder Low-sugar. Du kannst Kalorien zählen. Du kannst 10 000 Schritte gehen und Krafttraining machen. Ich habe mich entschieden, einfach alles zu machen‹, sagt Gehring. Er habe sich nach der Pandemie nicht den Vorwurf machen wollen, das mit dem Abnehmen nicht probiert zu haben. ›Ich dachte mir: Jetzt hast du Zeit.‹«

Aus den 10 000 Schritten wurden im Laufe der Zeit 20 000. Zuerst, weil auf der Hälfte der Strecke die eingeplante Tram nicht kam. Dann, weil es sich immer leichter lief.

## Einfacher geht es nicht

Keine Ausrüstung, kein Vertrag im Fitnessstudio – zum Spazieren braucht man nichts Besonderes. Nicht einmal viel Extrazeit: Zu Fuß lässt sich vieles erledigen, was man sowieso täglich tut. Und weil in jedem Smartphone ein Schrittzähler steckt, ist das Schrittezählen einfach.

Dass eine so einfache und wenig belastende Bewegung wie »Gehen« derartig gesund macht, ist für einen begeisterten Ex-Ironman wie mich freilich fast schon ärgerlich. Sooo einfach? Tatsächlich so einfach. Und von Hunderten von Studien bestätigt (Überblick: Buenaventura 2021).

**Gehen**

- kurbelt Sauerstoffversorgung und Kreislauf an
- lässt Verspannungen verschwinden
- füllt (wegen der Sonne) die Vitamin-D-Speicher auf
- boostet die Konzentrationsfähigkeit,
- hebt die Stimmung
- verbessert den Schlaf
- stärkt Knochen und Gelenke
- macht beweglicher und damit
- weniger anfällig für Stolper- oder Sturzunfälle
- lindert Diabetes
- hilft gegen Depressionen
- senkt Stresshormone.

## Besser spazieren? Geht!

Spazieren dreht also jegliche Negativeffekte zurück, die Stress in unserem Körper anrichtet. Man muss also nur losgehen? Und gar nichts beachten? Eigentlich nicht. Da das Thema aber rund um die Welt erstaunlich gut untersucht wurde, lässt sich sogar ein Spaziergang optimieren.

**Es sollte ein wenig Spaß machen.** Beim Stresseffekt verhält sich Spazieren so wie Schokolade: am besten wirken beide gegen Stress und miese Laune, wenn man sie überhaupt mag. In einer Studie von Forschern um Michael Macht, Professor für Psychologie an der Universität Würzburg, durften Probanden nach einem traurigen Film Schokolade essen. Aufmunternd wirkte die Schoki nur bei den Probanden, die sich mochten. Wer sie nicht mochte, blieb mies gestimmt. (Otto 2019)

Dass es sich beim Spaziergang ähnlich verhält, fand ein Team aus Tierärzten, Psychologen und Epidemiologen an der Universität Liverpool heraus. Sie befragten 38 Hundebesitzer nach ihren Gewohnheiten beim Gassigehen und fanden zwei grundsätzlich verschiedene Versionen:

- **Funktionale Spaziergänge** wurden nur deshalb unternommen, weil Hunde eben raus müssen. Positive Effekte auf das Wohlbefinden des Herrchens gab es keine.
- **Erholungsspaziergänge** dagegen waren länger, typischerweise bei schönem Wetter und an Wochenenden, in weniger städtischen Umgebungen und gemeinsam mit weiteren Haushaltsmitgliedern. Sie führten zu »erheblicher Stressentlastung«.

Die britischen Studienautoren (Westgarth 2021) fordern deshalb »Maßnahmen zur Förderung des Gassigehens mit Hunden«, insbesondere besser geeignete Grünflächen – was unfreiwillig komisch klingt, doch aus medizinischer Sicht eine gute Idee sein könnte. Denn:

**Im Grünen und am Wasser sinkt der Stress besonders gut.** »Green exercise« nennen Biologen der britischen Universität Essex sportliche Aktivität in der Natur. Sie wollten wissen, wie hoch die Dosis der Bewegung im Grünen sein muss, bis sich ein positiver Effekt auf die mentale Gesundheit einstellt. Um das herauszufinden, nahmen sie in einer Metaanalyse zehn britische Studien mit 1252 Teilnehmern unter die Lupe. Ergebnis: Es ist egal.

Jegliche Bewegung im Grünen wirkt positiv. Jede grüne Umgebung verbessert sowohl das Selbstwertgefühl als auch die Stimmung; und wenn die Laufstrecke am Fluss oder Seeufer entlangführt, sind die positiven Effekte noch stärker. »Green exercise« verbesserte die Stimmung vor allem bei Menschen im mittleren Alter; den größten Kick für das Selbstwertgefühl erlebten die jüngsten Teilnehmer und diejenigen, denen es zuvor psychisch nicht gut ging. (Barton 2010)

**8000 Schritte sollten es schon sein, 10 000 sind noch besser.** Die WHO empfiehlt, jeden Tag mindestens 8000 Schritte zu Fuß zu gehen, besser noch 10 000 Schritte. Das heißt konkret, jeden Tag ein bis zwei Stunden Rundweg statt Sofa. Zwar werden dabei vermutlich etwas weniger Stresshormone »abgelaufen« als bei strammem Lauftempo. Dass aber gerade übergewichtige Menschen – Joe Gehring brachte vor seinen Spaziergängen 145 Kilo auf die Waage – von kontinuierlichem Gehen profitieren, ohne ihre Gelenke übermäßig zu ruinieren, liegt auf der Hand.

Wie wirksam 10 000 tägliche Schritte über den Einzelfall hinaus sein können, untersuchten australische Biomediziner um Dr. Karen Hallam, Victoria University Melbourne. Sie begleiteten die Aktion »Happy Feet: 100-day-10 000-step-challenge« mit der Frage, wie sich gemeinsames Gehen auf die mentale Gesundheit und das Wohlbefinden der Teilnehmer auswirkt. Ergebnis: Depression, Angst und Stress nahmen bei allen ab. Und das – spannendes Detail – auch dann, wenn eine Person das exakte Ziel von 10 000 Schritten nicht jeden Tag erreichte. Kommentar aus Australien: »Das Erreichen der Ziele ist möglicherweise weniger wichtig als die Teilnahme selbst.« (Hallam 2018)

»No worries!«, sagt man in Australien. Besser, der Mensch bewegt sich gemächlich statt gar nicht. Wobei wir aus einer Studie der Uni Michigan auch wissen, dass 20 Minuten Aufenthalt in der Natur den Cortisolspiegel signifikant senken. Und zwar unabhängig davon, ob man nun in der Natur geht oder sitzt. (Hunter 2019) Im Zweifelsfall ist Gehen natürlich besser als Sitzen. Denn Bewegung schaufelt Sauerstoff ins Hirn und kurbelt den Stoffwechsel an. Sitzen nicht. Der Wechsel von Gehen und Nichtgehen ist wiederum eine gute Idee. Denn:

**Tempowechsel machen das Gehen wirksamer:** Der Mensch geht, vor allem in Begleitung von Hunden oder Kleinkindern, in wechselndem Tempo. Laut einer Studie der Ohio State University ist das gesund: Geschwindigkeitswechsel steigern den Stoffwechsel, erhöhen den Energiebedarf um 6 bis 20 Prozent und machen so das Laufen effektiver. Gemessen wurde dieser Effekt an gesunden Erwachsenen auf einem Laufband mit wechselnden Geschwindigkeiten. (Seethapathi 2015)

## Übertraining: Zu viel ist zu viel

Keine Frage: Bewegung hilft signifikant gegen Stress. Die Sache kann aber auch nach hinten losgehen. Wer zu viel trainiert und sich keine ausreichenden Pausen gönnt, der stemmt sich nicht mit Sport gegen den Stress – der katapultiert sich mit Sport in den Stress, bis hin zum Burn-out. Die Rede ist von Übertraining. Anzeichen für Übertraining sind

- **Motivationslöcher**: Plötzlich steht der dicke Schweinehund im Weg, das Training macht keine Freude mehr.
- **Schlechter Schlaf**: Ein Teufelskreis. Wer sich nicht ausreichend erholt, der bringt die Balance seiner Hormone und Enzyme so durcheinander, dass er sich auch in der Nacht nicht mehr erholen kann.
- **Schlechte Laune**: Genervt? Reizbar? Sogar weinerlich? Oder innerlich komplett »leer«? So fühlt sich Burn-out an. Oder, schlimmer noch: Depression.
- **Infektanfälligkeit**: Zu viel Training ruiniert das Immunsystem. Die Folge ist erhöhte Anfälligkeit für Bakterien, Viren, Pilze und Parasiten aller Art. Dazu kommen oft Kopfschmerzen und »schwere Beine«.
- **Tote Hose**: Eigentlich macht Sport attraktiv und wirkt sich – über den gesunden Cholesterinspiegel – positiv auf den Testosteronspie-

gel aus. Also auf die sexuelle Potenz. Zu viel Sport überlastet allerdings das System, und dann ist tote Hose.

- **Heißhunger**: Passiert, wenn der Körper bei sehr viel Training viel zu wenig Aminosäuren bekommt. Er signalisiert Hunger. Bekommt er dann nur Nudeln, aber keine Aminos, signalisiert er weiter Hunger und schickt uns auf die Blutzucker-Achterbahn mit den bekannten Folgen: ein ewiges Hin und Her zwischen Heißhunger und schlechter Laune.

## Hinter Übertraining steht Psychostress

Dass Übertraining ein Problem für Freizeitsportler ist, wusste man lange nicht. Man wusste es nicht, weil sich bis dato kein Wissenschaftler die Mühe gemacht hatte, dieses Thema genauer anzuschauen. Es gab einfach keine Daten. Dann nahm sich ein Forscherteam um Lars Brechtel, Humboldt Universität Berlin, die Daten von 7340 Teilnehmern der Berlin-Marathons 2001 bis 2008 vor und verschickte Fragebögen. Ergebnis:

- Rund **22 Prozent** fühlten in den zwei Monaten vor dem Wettkampf Anzeichen für Übertraining.
- Wesentliche Symptome waren **Leistungsabfall**, schnelle **Ermüdung**, **Muskelschmerzen**, **niedrige Belastbarkeit** und erhöhte **Infektanfälligkeit**.
- Als Ursache wurden zu lange und zu **intensive Trainingseinheiten** genannt, gefolgt von zu **wenig Regeneration** und **Schlaf**, außerdem **beruflicher** und **psychosozialer Stress** und **Mangelernährung**.
- Jetzt kommt's: Für das Abrutschen aus der Überbelastung in das Übertraining **war ausschließlich psychosozialer Stress** verantwortlich. (Brechtel 2009)

Erst persönlicher Stress macht Training also zum Sportstress. Dass der körperliche Burn-out im nächsten Schritt in den mentalen Burnout führt, haben französische Sport- und Verhaltensforscher herausgefunden und im Fachmagazin *Current Biology* beschrieben.

Im Fokus standen 37 männliche Triathleten, Durchschnittsalter 35 Jahre. Eine Hälfte der Gruppe trainierte wie immer, die andere Hälfte erhöhte ihren Trainingsdruck um 40 (!) Prozent. Nach drei Wochen erhoben die Forscher Belastungsdaten, fragten nach der Ermüdung, schoben die Sportler ins MRT und unterzogen sie Verhaltenstests.

Ergebnis: Fatigue in der Übertrainingsgruppe. Besonders drastisch zeigte sich die Überlastung im Hirn: Ausgerechnet das für Entscheidungen zuständige Areal – der laterale präfrontale Kortex – hatte seine Aktivität heruntergefahren. Kein Wunder also, dass die Athleten in Verhaltenstests impulsiver handelten und dass ihre Entscheidungen eher auf schnelle Belohnung zielten als auf langfristige Erfolge. Konkret: Übertrainierte Sportler wollten lieber 10 Euro sofort haben als 30 Euro später. (Blain 2019)

Überbelastung macht impulsiv und irrational. Übrigens nicht nur im Sport, sondern auch bei geistiger Arbeit – also auch in den Büros der Wirtschaft, der Wissenschaft und der Politik … Was dagegen hilft? Regeneration. Ich sage:

## Das Erfolgsgeheimnis heißt Regeneration

Regeneration ist die hohe Kunst eines jeden guten Trainers. Nicht etwa Trainingsprogramme. Davon gibt es genügend. Die geschickte Regeneration ermöglicht Trainingsfortschritte, Kraftzuwächse, bessere Wettkampfzeiten. Einfach tagtäglich knüppeln bringt den Menschen ins Übertraining. Dann liegt er flach und verliert Leistung. Viel wirkungsvoller für entspannte Bestleistungen ist die richtige Balance.

Passen Training und Regeneration perfekt zusammen, passiert das, was Fachleute **Superkompensation** nennen: Der ganze Mensch mit all seinen Körperfasern und seinem mentalen Potenzial erreicht ein neues Leistungslevel, entwickelt sich weiter, wächst. Der Zuwachs an Muskeln passiert eben nicht beim Training, sondern *danach*. So ist es auch beim Lernen: Das neue Wissen verknüpft sich in der Nacht *danach*. Und, was viele nicht wissen, sportliches Training ist immer auch mentales Training, erklärt Trainingsexperte und Psychotherapeut Christian Beer aus Wien (zit. nach Freutel 2019):

> »Sport ist auch mental ein Stressreiz – und das ist auch gut so. Denn wenn wir anschließend richtig und ausreichend regenerieren, wächst nicht nur unsere Muskel-, sondern eben auch unsere Mentalkraft; wir werden stressresistenter und insgesamt glücklicher, ausgeglichener und zufriedener. **Train smarter, not harder.** So lautet das ganze Geheimnis.«

Kurz: Besser Superkompensation als Superstress. Wer kluge Pausen macht, pusht seine Leistung hoch. Wer durchpowert, bleibt früher oder später liegen.

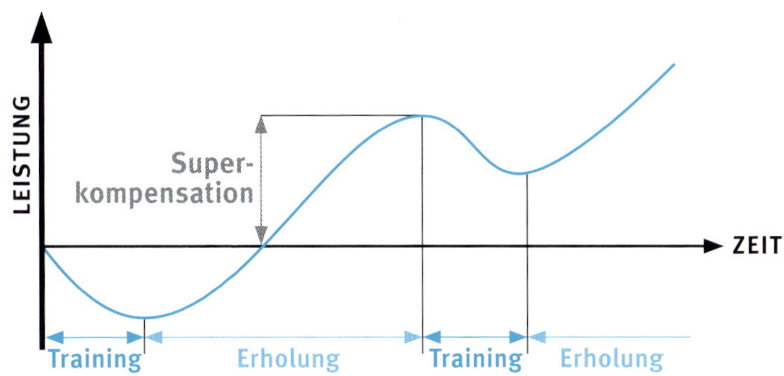

# Zurück zur Balance

Das Leben muss nicht grau in grau sein. Man muss nur die Augen aufmachen. Ich meine: wirklich aufmachen. Hingucken. Auf die Blumenrabatten in meinem kleinen Städtchen. Mit wie viel Liebe sich die irgendjemand ausgedacht, geplant und dann angepflanzt hat. Der Punkt ist: Viele Menschen sehen diese Farbtupfer gar nicht. Sie nehmen auch andere Menschen gar nicht mehr wahr. Manche aber doch:

> »Um entspannter zu werden, habe ich mir im Alltag angewöhnt, mich jedes Mal zu entspannen und zu lächeln, wenn ich jemanden sehe, der gestresst wirkt, ernst oder böse guckt. Sie glauben gar nicht, wie entspannt ich mittlerweile bin. Eine Shoppingtour mit meiner kleinen Frau (ich habe auch eine, und wir haben uns sehr gefreut, dass Sie Ihre Frau auch so bezeichnen) ist mittlerweile sehr entspannend, da wir in der Fußgängerzone so vielen gestressten und mürrischen Leuten begegnen.«

Wenn wir uns vor Stress schützen wollen, müssen wir eben manchmal etwas dazwischenschieben. Einen Puffer zwischen uns selbst und das, was da auf uns einstürzt. Das kann ein Reflex sein, ein Lachen, ein Atemzug, ein Moment zum Nachdenken – oder Luftablassen. Den Schlüssel für diesen rettenden Zwischenraum finden wir in einer Kombination aus Stress-weg-Strategien, die jeder Mensch beherrscht. Manch einer muss sie vielleicht ein wenig wiederbeleben. Gemeint sind

- **mentale Grenzen** gegen den Stress
- das **bewusste Kleinerdenken** von Stressoren, z.B. durch Meditation
- **Lachen** gegen den Stress,

- **Atmen** und eine
- **Geheimwaffe**, über die Sie nur heimlich reden.

Bevor wir zu diesen Punkten kommen, müssen wir aber noch eine wichtige Frage klären: Was haben Meditation und Denken mit Molekularmedizin zu tun?

## Für immer entspannt. Das geht.

Erstaunlich, aber wahr: Die positiven Effekte von Meditation und mittlerweile sogar von Psychotherapie lassen sich heute in unseren Zellkernen messen. Wie das funktioniert? Es funktioniert, weil sich im Laufe des Lebens die kleinen Moleküle verändern, die sich an der DNA anlagern – genannt »Methylierung«. Ändert sich diese Methylierung, werden bestimmte Gene an- oder ausgeschaltet. Das ist Epigenetik.

Laut Kara Fitzgerald vom Institut für Functional Medicine in Washington gibt es mehr als 20 Millionen Methylierungs-Stellen am menschlichen Erbgut. Einige Tausend davon korrelieren eng mit dem Alter. Wissenschaftler ihres Teams untersuchten diese Stellen und fassten sie unter dem schönen Namen der epigenetischen »Altersuhr« zusammen, kurz DNAmAge.

Ungefähr 60 Prozent dieser Genorte verlieren mit zunehmendem Alter ihre Methyl-Anhänge. Gene, die in jüngeren, gesunden Jahren ausgeschaltet waren, werden aktiv. Dazu zählen unangenehme Gene, die für entzündungsfördernde Reaktionen zuständig sind. An den restlichen 40 Prozent nimmt die Methylierung zu. Gene, deren Informationen in jüngeren Jahren segensreich gewirkt haben, sind jetzt nicht mehr zugänglich, sind geblockt. Dazu zählen Tumor-Suppressorgene. Sind sie ausgeschaltet, nimmt das Krebsrisiko zu.

Und jetzt wird es interessant. In einer aktuellen Studie untersuchte das Forscherteam um Fitzgerald an 43 gesunden Männern im Alter von 50 bis 72 Jahren, wie stark sich die epigenetische Altersuhr beeinflussen lässt. Acht Wochen lang hieß es für die Hälfte der Gruppe:

- wenige Kohlehydrate, viel Gemüse
- Nahrungsergänzungsmittel
- mindestens 30 Minuten Sport pro Tag
- mindestens sieben Stunden **Schlaf** pro Nacht
- **Meditation**
- Die andere Hälfte führte ihren vorherigen Lebensstil fort.

Und, siehe da: Nach acht Wochen zeigten sich signifikante Veränderungen an den epigenetischen Mustern. Die DNAmAge-Uhr zeigte einen **Unterschied von 3 Jahren** zwischen aktiver und Kontrollgruppe. Nach nur zwei Monaten. (Fitzgerald 2021)

## Gene lassen sich »umdenken«

Auf dieser interessanten Spur forscht Kara Fitzgerald nicht als Einzige. Seit etwa 15 Jahren wissen wir aus der Forschung, dass Stress den genetischen Code eines Menschen verändern und sogar drastisch beschädigen kann. Wir wissen von Schäden in der Hormonsteuerung, die es beispielsweise einem im Kindesalter vernachlässigten Menschen später kaum mehr ermöglichten, Glück zu empfinden und ihn so anfällig für Drogen macht.

Was wir heute auch wissen: Diese Schäden lassen sich rückgängig machen. Zum einen mit Bewegung und guter Ernährung, zum anderen aber auch mit Mentaltraining. Eine ganze Reihe von Studien beweist, dass sich genetische Stressschäden mit Stressprävention und Programmen zur Stressbewältigung verhindern, sogar komplett umkehren lassen.

Der Erfolg von Mentaltechniken wie Meditation und auch der Erfolg von Psychotherapien wird so erstmals auf Zellebene messbar. Und das ist eine Revolution: Das ist der Schritt raus aus nebulösen Versprechungen und rein in die Welt der messbaren, der wissenschaftlichen Ergebnisse. Das also ist der Link zwischen Mentaltechniken und Molekularmedizin.

**Der Erfolg von Mentaltechniken ist im Zellkern messbar.**

So zeigt eine Studie von medizinischen Psychologen rund um den Stress-Experten Dr. Martin Stoffel, Uni Heidelberg, dass »lösungsorientierte Kurzzeittherapien« im Job zu messbar geringeren Stressschäden führen. Im Fokus der Studie standen mehrere Gruppen von Arbeitnehmern, die jeweils an zwei Tagen im Abstand einer Woche an gemeinsamen Therapiesitzungen teilnahmen. Jeweils vor und nach diesen Sitzungen wurde die Methylierung an zwei stressrelevanten DNA-Stellen gemessen (*FKBP5* und *NR3C1*), außerdem die Ausschüttung von Cortisol. Ergebnis: Sowohl die Methylierung als auch die Cortisolausschüttungen veränderten sich signifikant – und beides hängt eng zusammen.

Das heißt: Stress verändert unsere Gene – und Stressprävention hilft dabei, diese Veränderungen zurückzudrehen. (Stoffel 2019) Dass das nicht nur die Medizin theoretisch vom Kopf auf die Füße stellt, sondern ganz konkret auch ihr Leben, das zeigt folgende Heilungsgeschichte aus meiner Praxis.

## Entzündung mental ausblenden

Vor mir liegen drei Bögen gelbes Briefpapier. Beschrieben wird darauf das Leid einer ganzen Familie – zum Schluss das Leid der Autorin selbst:

> »Die wohl schwerwiegendste Diagnose bekam ich nach einem schweren Grippeverlauf: Typ-2-Diabetes (trotz Normalgewicht). Durch die Umsetzung Ihrer Empfehlungen und die damit verbundene radikale Lebensumstellung ist der Diabetes verschwunden. Für die meisten meiner Mitmenschen verzichte ich seitdem auf Lebensqualität und laufe als Bohnenstange oder Hungerast durch die Welt ... allerdings habe ich mich noch nie so gesund und fit gefühlt wie heute!«

Und dann kommt der Satz, der nicht fehlen darf: Ausdrücklich hat die Schulmedizin versagt, die sich in solchen Fällen praktisch immer vornehm auf die Tablette beschränkt oder auf die Insulinspritze. Das drückt die Briefschreiberin folgendermaßen aus:

> »Es war **nicht** der Diabetologe, der dieses Gelingen ermöglichte. Die zur Verfügung-Stellung Ihrer Kenntnisse und Erfahrungen haben mir den Mut und die Sicherheit gegeben, die Verantwortung für meine Gesundheit selbst zu übernehmen.«

Das ist die entscheidende Haltung: Selbst denken. Selbst Verantwortung übernehmen. Selbst TUN. Eine gelungene Leistung. Kann ich nur applaudieren.

Was da passiert ist? Ein Wunder war es nicht. Sondern, wieder einmal, pure medizinische Logik. Eben das, was passiert, wenn man die eigenen Selbstheilungskräfte entfesselt: Schlecht sortierte, beängstigende und belastende Gedanken lösen im Körper die gleichen Stressreaktionen aus wie Vorfahrtnehmer oder Säbelzahntiger – also reale Stressoren. Alle Stressoren, die echten und auch die eingebildeten, treiben die Entzündungswerte und Zuckerwerte im Blut hoch und begünstigen so die Entstehung von Krankheiten wie Diabetes. Wer seine sorgenvollen Gedanken kontrollieren lernt, senkt seine Entzündungswerte und seinen Blutzucker – und kann sich so von Diabetes Typ 2 befreien.

Den Zusammenhang zwischen schlechter »Aufmerksamkeitssteuerung« und Diabetesrisiko zeigt eine Studie von Kyle Murdock, Universität Houston, USA. Zusammen mit ihrem Team testete sie bei 800 Erwachsenen die

- Fähigkeit zur **Aufmerksamkeitssteuerung**,
- die **Blutzuckerwerte** und den Spiegel des
- entzündungsfördernden Zytokins **Interleukin-6**.

Ergebnis: Teilnehmer, die ihre Aufmerksamkeit nicht gut steuern konnten, hatten erhöhte Interleukin-6-Werte und ein höheres Risiko für Typ-2-Diabetes. Was sich – das ist der entscheidende nächste Schritt – mit einem Training für bessere Aufmerksamkeit zurückschalten lässt. Stichwort »Achtsamkeit«. Die Studie aus Houston zeigt, dass es hier wieder um weit mehr als um ein Buzzwort geht. Es geht um Selbstheilung. Es geht darum, die typischen Stresskrankheiten wie Herzinfarkt, Bluthochdruck und eben auch Typ-2-Diabetes zu verhindern. (Murdock 2016)

**Mit reiner Kopfarbeit.**

## Mentale Grenzen setzen

Die einen machen sich übertriebene Sorgen, stressen sich damit, werden krank. Die anderen machen sich übertriebene Illusionen, stressen sich damit, machen sich so selbst kaputt. Sie erinnern sich an Julien Bam aus dem ersten Kapitel? Der vor lauter Stress »Blut kotzte«? Hören wir ihm noch einmal zu: (zit. nach Kühn 2021):

> »Viele YouTuber und Influencer zeigen sich von ihrer perfekten Seite. Sie präsentieren ihr Wunsch- und Idealbild. Die Plattformen machen halt was mit uns, auch mit den Userinnen und Usern. Ich glaube, da wächst eine sehr eitle Gesellschaft heran, die Schwierigkeiten damit hat, die Realität klar zu definieren: Wer bin ich? Was will ich sein? All diese Fragen werden nicht mehr so einfach beantwortet. Lieber ahmt man nach, was man auf Instagram oder YouTube sieht.«

Vielleicht gehören Sie nicht zu der Generation, die sich so etwas ansieht. Wer sich aber seine Vorbilder auf Instagram oder Youtube angelt, der fischt oft jede Menge Beifang mit heraus: Laut #collarbonechallenge ist nur diejenige dünn genug, die viele Geldmünzen in die Kuhle beim Schlüsselbein stapeln kann; laut #A4waistchallenge ist jede Taille zu dick, die nicht komplett hinter einem Blatt Papier verschwindet. Im Hochformat, hinter 21 Zentimetern. Was davon zu halten ist? Ja … nichts! Ab damit hinter die mentale Grenze!

## Grenzen sehen, wo Grenzen sind

Nicht jeder Stress ist mit Mentaltechniken aus der Welt zu schaffen. Vor allem nicht jeder Stress im Job – und hier wird viel falsch gemacht.

Laut Christina Maslach, ehemals Psychologieprofessorin in Berkeley (University of California), Susan E. Jackson von Rutgers (State University of New Jersey) und Psychologieprofessor Michael Leiter (Deakin University) stehen sechs Ursachen hinter dem Burn-out im Job: (Moss 2021)

1. Nicht zu bewältigende **Arbeitsbelastung**
2. Gefühlter **Mangel** an **Einflussnahme**
3. **Unzureichende Entlohnung** für Mühen
4. **Fehlen** einer unterstützenden **Community**

5. **Fehlende Fairness**
6. **Werte, die nicht vereinbar sind**

Wie viele dieser Punkte lassen sich nun mit Mentaltechniken aus der Welt schaffen? Richtig: keiner. Alle sechs Punkte resultieren aus problematischen Strukturen, problematischem Führungsverhalten und mangelnder Unterstützung innerhalb der Organisation. Und was bieten Personalabteilungen an, wenn jemand in den Burn-out rutscht? Yoga. Wellness.

So versucht man, strukturelle Probleme mit Selbstfürsorge zu beheben. Und, schlimmer noch: Statt die Schuld für Überlastung bei der Führung zu suchen, schiebt man sie den Mitarbeitenden in die Schuhe.

Sie erinnern sich an das IKEA-Schränkchen? Damit haben wir es hier wieder zu tun. Wer statt in die Autowerkstatt zu IKEA fährt, braucht sich nicht zu wundern, wenn der Motor danach immer noch nicht rundläuft und er noch etwas in seinem Leben stehen hat, das er eigentlich nicht haben wollte.

Was tun? Grenzen setzen und zwar in zwei Richtungen. Nicht selbst gemachte organisatorische Probleme konsequent dahin zurückmelden, wo sie hergekommen sind (Chefin; Chef). Und selbst gemachte Orgaprobleme konsequent abstellen. Wie das geht, weiß Daniel Sobhani, Chef der Fitness-App Freeletics.

## Rituale gegen den Stress

Der junge Manager hat sich, um den Stress in Grenzen zu halten, ein Quartett von Regeln auferlegt. Dem *Manager Magazin* erklärte er, wie es funktioniert:

1. **Dem Job Grenzen setzen**: Arbeiten von 6 bis 19 Uhr, danach alles vergessen, was mit der Arbeit zu tun hat. Das ist seine »eine mentale Grenze«.

2. **Diffuse Gefühle konkret machen**: Bei jedem Tornado im Kopf 20 Minuten lang analysieren, was da gerade passiert und was man da tun kann. Objektiv, rational und konkret.
3. **Medien aufräumen**. In Social Media nicht alles durchscrollen, was kommt. Sondern alles rauswerfen, was stresst. (»Nur noch Positivity und Philosophy«).
4. **Umfeld managen**: Sich mit den Menschen treffen, die einem guttun. Unnötig stressige Treffen absagen. Mehr Zeit für gute Freunde und Familie.

Bis sich positive Effekte einstellten, hat es bei Daniel Sobhani zwei Jahre gedauert: »ein bisschen wie Fitness«. (Banze; Kyriasoglou 2021)

Der erste Punkt aus Sobhanis Liste hat es in sich. Dahinter steht ein wichtiger Gedanke: Feierabend ist kein Projekt, Feierabend ist eine Haltung. Und wie kommt man zu einer solchen Haltung? Durch Übung. Und wie schafft man sich ideale Übungsbedingungen? Mit Ritualen:

- **Tagesabschlussrituale:** Ab einem bestimmten Zeitpunkt werden keine Mails mehr beantwortet, keine Nachrichten mehr gelesen, keine Termine geschoben. Das schafft »quality time« für Freunde und Familie und senkt das Risiko stressbedingter Schlafstörungen.
- **Tischrituale:** Wer sich zu immer ähnlichen Zeiten mit genau den Nahrungsmitteln versorgt, die ihm guttun, löst gleich vier Stressoren auf einmal. Das regelmäßige Essen verhindert unangenehme »hangry«-Phasen (»hungry« macht »angry«), es verhindert gestresstes Plündern von Chipstüten, also Junkfood, es wirkt gegen unproduktives Driften durch den Tag und schafft – wenn man gerne mit anderen isst – außerdem Gemeinschaft und Zeit für entspannende Gespräche.
- **Bewegungsrituale:** Gleich nach dem Aufstehen in die Laufschuhe und ab nach draußen – etwas Besseres kenne ich nicht. Für Yoga-

Begeisterte: der Morgengruß. Am Mittag: 10 000 Schritte mit Freunden. Abends: Laufen, Radfahren, Schwimmen, Tennis, Golfen, Tanzen oder einfach Stretching auf dem Wohnzimmerteppich.

**Rituale machen Aktionen zu gesunden Gewohnheiten.**

## Den Stress kleiner denken

Zurück zum zweiten Punkt aus Daniel Sobhanis Liste: »Ein diffuses Gefühl konkret machen.« Sprich: Nachdenken. Die Gedanken sortieren: Was ist tatsächlich *der Fall*? Was sind lediglich meine irrationalen Vermutungen, festgefahrenen Vorstellungen, eingebildeten Sorgen? Was kann ich konkret beeinflussen? Und was entzieht sich meinem Einfluss? Denken hilft! Und weil es manchem vor lauter Stress schwerfällt, holt er sich einen Geburtshelfer für gute Gedanken. Wie Julian Teicke zum Beispiel, Gründer der digitalen Versicherungsagentur Wefox. Firmenwert 2,5 Milliarden. 600 Mitarbeiter.

### Selbstreflexion hilft

Jeden Monat lässt Teicke sich einen Mönch einfliegen – Dawa Tarchin Phillips –, um mit ihm einen Tag lang intensiv nachzudenken. Nicht im Büro, sondern im Grünen. Damit das Denken zwischen den Landpartien weitergeht, kommt jede Woche ein einstündiges Gespräch dazu. Laut *Manager Magazin* (zit. nach Banze; Kyriasoglou 2021) schätzt Teicke, dass höchstens die Hälfte der Berliner Gründer überhaupt so etwas wie Selbstreflexion betreibt,

> »während die andere die Augen verschließt und versucht, es irgendwie durch diesen Windtunnel zu schaffen«.

Das führe für viele zu keinem guten Ende:

»Viele werden zu Arschlöchern.«

Eine drastische Einschätzung. Aber treffend: Dass Stress mitunter das weniger Gute im Menschen in den Vordergrund bringt, haben uns die Coronajahre gezeigt. Und auch, wer Haltung hat.

Was der Mensch täglich erlebt, hängt nicht nur davon ab, was in seinem Leben passiert, sondern auch davon, wie er über das denkt, was passiert. Eine zentrale Erkenntnis. Die sofort, jetzt gleich Ihr Weltbild verändern kann.

Stellt sich nur die Frage: Bekommen Sie mit, was Sie denken? Kontrollieren Sie Ihr Denken? Oder läuft das »einfach so« ab? Kennen Sie: Sie fahren Auto, kommen an Ihrem Ziel an, können sich aber nicht mehr an die Autofahrt erinnern. Trotzdem haben Sie das Gefühl, dass Sie sicher unterwegs waren. Das ist normal für Handlungen, die Sie oft wiederholen. Die bewusste Wahrnehmung springt gewöhnlich erst an, wenn etwas Unerwartetes passiert.

Nicht nur das Autofahren findet oft ohne bewusste Wahrnehmung statt, auch Gedanken wiederholen sich, ohne dass man sie bewusst mitbekommt. Gedanken, die sich um vorherige Ereignisse drehen oder darum, was man für richtig und was für falsch hält. Obwohl man bei Weitem nicht alle eigenen Gedanken mitbekommt, zeigen sie dennoch, und zwar immer (!) Wirkungen.

Gedanken machen Stress. Oder auch nicht, wenn man sie ändert. Dieser Änderung gelingt mit

**Meditation.**

Eine einfache und sehr wirkungsvolle Meditationstechnik ist das bewusste Wahrnehmen jedes einzelnen Gedankens.

## Gedanken lesen – im eigenen Kopf

Meditierende setzen sich 10 oder 20 Minuten hin und **konzentrieren sich auf den Fluss ihrer Gedanken.** Sie tun nichts anderes. Die Idee dahinter: Wer das regelmäßig trainiert, kann sich schließlich auch in den Zeiten, in denen er nicht meditiert, von seinen eigenen Gedanken distanzieren. Diese **Distanz** ermöglicht es, belastende Gedanken aktiv zu **stoppen** oder zu **verändern.** Im nächsten Schritt ändert sich das persönliche Erleben. Und damit der alltägliche Stress.

Eine weitere Methode ist die Gedankenreise durch den eigenen Körper. Hintergrund dieser Idee: Dauergestresste Menschen neigen dazu, ihr eigenes Körpergefühl auszublenden. Sie ignorieren die Signale ihres Körpers oder verleugnen sie, bis sie sie eines Tages tatsächlich nicht mehr wahrnehmen. In dieser Situation wissen die Betroffenen tatsächlich nicht mehr, wie sich Entspannung körperlich anfühlt. Weil sie auch nicht mehr in der Lage sind, sich wirksam zu entspannen, scheint der Griff zum Beruhigungsmittel der einzige Ausweg. Der allerdings führt nur tiefer ins Schlamassel – in die Tablettenabhängigkeit.

Mit meditativen Gedankenreisen durch den eigenen Körper lässt sich die Körperwahrnehmung wieder erlernen. Es kann lange dauern, bis es so weit ist. Wenn es aber so weit ist, haben wir eines der besten Stress-weg-Mittel in der Hand, die es gibt. Und das ganz ohne Kosten und Nebenwirkungen.

## Vipassana-Meditation: Reise durch den Körper

Die Vipassana-Meditation stammt aus Indien. Sie zählt zu den ältesten Meditationsarten überhaupt. Ziel dieser Meditation ist, Dinge zu erkennen, die im Alltagsstress verborgen bleiben. Im Zentrum steht die Aufmerksamkeit auf den eigenen Atem. Je nach Schule fokussiert sich der Meditierende auf die Bewegung der **Nasenlöcher** bei jedem Atemzug oder auch auf den **Brustkorb** und die **Bauchdecke**. In manchen Ansätzen durchwandern die Meditierenden auch ihren Körper und fokussieren ihre Aufmerksamkeit nach und nach auf verschiedene **Teile des Organismus** – ohne Bewertung, nur mit Akzeptanz. Wie andere Achtsamkeitspraktiken auch soll diese Meditation **Stress** abbauen, Anspannungen lösen und **Resilienz** steigern.

Dass Vipassana-Meditation tatsächlich gegen Stress wirkt, zeigte eine Studie von Rael Cahn, Neurowissenschaftler an der University of California, Irvine. In einer Gruppe praktizierten 16 Personen seit mehreren Jahren Vipassana und hatten im vergangenen Jahr jeden Tag mindestens eine halbe Stunde meditiert. Die Teilnehmer der Vergleichsgruppe hatten keine Erfahrung mit Meditation.

In der Studie wurden den Versuchspersonen 25 Minuten lang normale Töne vorgespielt, in den letzten vier Minuten kamen störende Geräusche hinzu. Währenddessen wurden die elektrischen Gehirnströme gemessen (EEG). Die in Meditation erfahrenen Teilnehmer zeigten während der störungsfreien Zeit eine höhere Synchronisation der langsamen Alpha-1 (8–10 Hz)- und Theta (4–8 Hz)-Gehirnwellen im Vergleich zur Kontrollgruppe. Darüber hinaus zeigten die Gehirne der Meditierenden eine verringerte automatische Reaktion gegenüber der Störung. Die Ergebnisse deuten darauf hin, dass Vipassana-Meditation einen Gehirnzustand erhöhter Wahrnehmungsklarheit und verringerter automatischer Reaktivität hervorruft. (Cahn 2013)

Regelmäßige Meditation schiebt einen stabilen Zwischenraum zwischen Störung und Reaktion. Messbar im Hirn mit EEG. Das heißt nichts weniger als: Man kann wählen, wie man sich fühlen will, meistens jedenfalls. Und wenn die Wahl nicht gelingt, dann wird man zumindest von den eigenen Emotionen nicht aufgefressen, kann sie mit Abstand beobachten. Und dieser innere Abstand nimmt fast jeden Stress. Eine wirklich nützliche Prävention.

## Daneben denken mit »Iamon«

Die eigenen Gedanken lesen oder den eigenen Körper lesen – das liegt nicht jedem. Manch einer wird zappelig oder gar schlecht gelaunt, erinnert sich plötzlich an weniger schöne Dinge, bekommt Albträume. Das alles passiert gar nicht mal so selten, und diese Nebenwirkungen sind gut erforscht. (Überblick bei Mocker 2021) Möglich sind Albträume oder Überempfindlichkeit, negative Erinnerungen an traumatische Ereignisse, Ängstlichkeit oder emotionale Erschöpfung. Gleichwohl berichten viele Teilnehmer trotz negativer Meditationserfahrungen, dass sich ihre Symptome verbessert haben.

Trotz dieser bekannten Schattenseiten der Meditation überwiegen ganz klar die positiven Wirkungen. Und zum Glück gibt es fast unendlich viele Möglichkeiten. Besonders einfach ist die »Iamon-Meditation«. Ich nenne sie auch die Technik des »Daneben-Denkens«. Eine hilfreiche Methode für alle, die tagsüber stark gefordert sind und in der Nacht trotz großer Müdigkeit einfach nicht zur Ruhe kommen.

## Iamon-Meditation: Das Hirn mit Unsinn beschäftigen

Bei der Iamon-Meditation geht es darum, nur einen einzigen Gedanken zu denken. Damit wird das Zentrum im Gehirn angesprochen, das Tiefschlaf auslöst. Dieses Zentrum reagiert auf Wiederholung. Wer sich nun eine Minute in Kutscherhaltung hinsetzt und sich im Geiste vorsagt »Unsinn, Unsinn, Unsinn, Unsinn …«, der wird feststellen, dass es so nicht funktioniert.

Der Grund: Das Wort »Unsinn« ist so konkret, dass das Kopfkino losgeht. Der Geist sucht nach Bildern, erforscht Zusammenhänge, interpretiert Erlebnisse – er ist gefordert.

Iamon-Meditation funktioniert mit einem Wort ohne Inhalt wie »Iamon«. Wenn Sie dieses Wort im Geiste wiederholen, bis es die Augen sehen und die Ohren hören, gelangen Sie in den sogenannten Alpha-Zustand, mit seinen verlangsamten Gehirnströmen – dorthin, wo Sie Ihren Körper nicht mehr spüren.

Beim meinem ersten Versuch dauerte es zwölf Minuten, bis ich im Alphazustand angekommen war. Ich spürte den rechten Arm nicht mehr. Der war weg. Dann der linke. Nicht mehr da. Und schlussendlich … fehlte mein Körper. Keine Rückmeldungen mehr durch die Nerven. Ein göttliches Gefühl. Nenne ich gerne … fliegen. Tatsächlich ist es Trance. Eine Erfahrung, so alt wie die Menschheit selbst. Und eines der besten Stress-weg-Mittel, die dem Menschen immer und überall zur Verfügung stehen.

## Film ab!

Es ist das, was wir mit unseren eng gesteckten Terminkalendern und unserem ständigen Blick in virtuelle Welten oft vergessen. Das Multiversum gibt es wirklich: in unserem Kopf. Im Geiste können wir Dinge erleben, die uns im realen Leben nicht erreichbar sind. Wir können Prioritäten verschieben, wir können Stimmungen gezielt aus den Tiefen unserer Erinnerung hervorholen. Dabei handelt es sich nicht (zumindest nicht nur) um unproduktive Tagträumereien, sondern um uralte Mentaltechniken. Fantasie ist Probehandeln im Denken! Und wenn Sie es richtig anstellen, dann beseitigen Sie so in Sekunden auch Ihren inneren Druck. Blasen Ihren Stress einfach … . weg. Wie diese Dame, die sich per Mail in der Praxis meldete:

> »Oft stöbere ich im App-Archiv und bin kürzlich auf Ihre Ausführungen zum Thema ›Switchen‹ gestoßen. Plötzlich wurde mir bewusst, wie ich mich in einer sehr schwierigen Lebenssituation verhalten will, und bin sofort aktiv geworden. Unmittelbar nach dieser Entscheidung spürte ich eine große Erleichterung, und der wochenlange innere Stress war wie weggeblasen.«

Das Switchen – ursprünglich heißt die Methode übrigens »Swish« – ist eine Visualisierungstechnik. Es geht darum, eine persönlich belastende Szene als mentales Bild zu visualisieren und dann zu verkleinern. Und im Gegenzug ein persönlich motivierendes Bild mental mit Energie zu füllen und mental so groß wie irgend möglich aufzuziehen.

Dabei spielt nur das WAS eine Rolle. Die pure Emotion. WIE Sie Ihre konkrete belastende Situation später konkret lösen, welche Kraft, Kreativität, Mittel und Wege Sie dann brauchen, spielt erst später eine Rolle. Mit dem WAS legen Sie Ihre emotionalen Energiequellen frei. Und das hilft dabei, überhaupt ins TUN zu kommen. Falls das nun immer noch nebulös klingen sollte, hier eine meiner eigenen Erfahrungen.

## Groß, bunt, laut!

An einem trüben Tag als Kassenarzt habe ich mir einmal meine Praxis als »gefühltes Bild« vorgestellt: Grau, düster, gefährlich. Typischerweise nicht mein gesamtes Gesichtsfeld ausfüllend, sondern klein, da hinten, möglichst weit weg. Und ebenso typischerweise stumm. Totenstill.

Mein Wunschbild dagegen war damals und wird auch immer sein der herrliche, seelenberauschende jubelnde Zieleinlauf auf Hawaii. Beim Triathlon. Das Bild ist mir allnächtlich gegenwärtig: riesengroß, den ganzen inneren Bildschirm ausfüllend, in den buntesten, jubelndsten Farben, wie man sie nur auf Hawaii in der strahlenden Sonne sieht. Und es ist laut! Ohrenbetäubender Jubel des Publikums, das einen beklatscht und per Lautsprecher anfeuert. Beim Zieleinlauf. .

Und dann habe ich meine stumme, gräuliche Praxis als Bild schnell an den Horizont geschoben. So, wie man am Ozean ein Schiff winzig klein ganz da hinten gerade noch erkennt. Dort habe ich meine Praxis hingeschoben und … von dort meine Praxis wieder hergeholt, auf mich zuschießen lassen, aber jetzt: groß, bunt, laut! Ich habe mir Farben vorgestellt, Lachen, gute Laune und Jubel.

Das ganze sieben Mal. Wer das nicht selbst erlebt hat, kann das – Jubel in der Kassenarztpraxis!? – vernünftigerweise nicht glauben. Und doch: Der Selbstversuch lohnt sich. Macht gute Laune. Vertreibt den Stress.

### Eine Frage der Haltung

Verstehen Sie mich bitte richtig. Es geht an dieser Stelle nicht darum, aus dem Realitätsprinzip auszusteigen. Es geht vielmehr darum, sich mit Mentaltechniken neue Räume zu öffnen. Einen neuen Zugang zu den Kraftquellen, über die jeder Mensch verfügt. Die aber leider viel zu oft unter Bergen wirrer Gedanken begraben werden.

Ich komme noch einmal zurück auf die schon erwähnte Langzeitstudie an 30 000 Erwachsenen aus dem Jahr 1998, die Prof. Kelly McGonigal wiederentdeckt und in ihrem Buch *Glücksfaktor Stress* (Trias 2018) vorgestellt hatte. In dieser Studie gaben die Teilnehmer Auskunft darüber, wie viel Stress sie im letzten Jahr erlitten hatten. Und sie antworteten auf die Frage: »Glauben Sie, dass Stress Ihrer Gesundheit schadet?« Ergebnis: Menschen mit mehr Stress starben zu 43 Prozent häufiger. Aber nur – und das ist der absolut springende Punkt dieser Studie – diejenigen, die *glaubten*, dass Stress ihrer Gesundheit schadet. Das hawaiianische Huna-Prinzip »The World is what you think it is« bedeutet, wissenschaftlich konkret gemessen: Gestresste Menschen, *die Stress für ungefährlich halten*, leben am längsten. Sie leben sogar länger als die Menschen, die kaum oder keinen Stress angegeben hatten. Und sie hatten außerdem keine der sonst üblichen Stressreaktionsmuster: also keinen Bluthochdruck, keine verengten Adern. Nichts.

## Vom Lachen, Atmen und der geheimen Kraft der A-Worte

Eine gute Nachricht an alle, die mit Mentaltechniken und Meditation wenig anfangen können: Ohne geht's auch. Stress lässt sich mit mentalen Geheimwaffen bekämpfen, die jeder von Ihnen ganz selbstverständlich irgendwo versteckt hält.

## »Ich denke froh und heiter …«

Beispiel gewünscht? Hier hat jemand Probleme mit dem Chef. Und hat sie gelöst:

»Ein großes DANKE möchte ich Ihnen heute auch sagen für das Kapitel 4 Ihres Buches (Schlüssel zur Heilung), vor allem dem Abschnitt ›Affirmation und andere A-Wörter‹. Ich konnte mir sofort ganz wunderbar den typischen Pharmareferenten vorstellen, und ihm gegenüber Sie mit einem Lächeln von innen. Wie herrlich – ich habe laut gelacht.

Und schlagartig wurde mir klar, wer meine ›Pharmareferenten‹ sind … meine beiden Chefs! In einem kleinen Unternehmen sind sie ständig zugegen und bringen mich regelmäßig auf die Palme. Egal, wie sehr man sich bemüht, es gibt immer etwas zu meckern, und grundsätzlich geht ihnen alles nicht schnell genug. Dies macht meinen Job unnötig stressig.

Wie oft habe ich versucht, mir einzureden, dass ich meine Einstellung ändern muss, positiv denken und so weiter. Aber so wie Sie es im Buch schildern, ist mein Unterbewusstsein schon beim Anblick der Chefs immer sofort in den Kampfmodus gewechselt und alle guten Vorsätze waren dahin. Jetzt aber habe ich eine ›Geheimwaffe‹!

Sofort am nächsten Tag hatte ich diese Waffe parat, ›froh und heiter‹ habe ich meine Chefs angegrinst, und ich kann Ihnen sagen, dass es der **angenehmste Arbeitstag in diesem ganzen Jahr** geworden ist. Ich könnte jubeln über diesen Tipp, der ein fehlendes Puzzleteil für mich bedeutete und da ansetzt, wo mir auch das Salz der inneren Ruhe nicht mehr weiterhelfen konnte.

Und noch etwas, obwohl mein geliebter Ehemann kein ›Pharmareferent‹ für mich ist, kann es durchaus manchmal hilfreich sein, auch zu Hause ›froh und heiter‹ zu denken, um dumme und überflüssige Diskussionen zu vermeiden. Den Turbo habe ich noch gar nicht gebraucht …«

Ausgesprochen praktische Gebrauchsanleitungen, Ihr Leben heute schon oft genug dramatisch zu verändern. In Richtung mehr Leichtigkeit, mehr Glück, mehr Erfolg. Und weniger Stress. Die Geschichte mit den Pharmareferenten ist Ihnen geläufig?

Im Grunde geht es um »Affirmation«. Dabei handelt es sich um Versprechen sich selbst gegenüber. Sagen Sie gerne auch: »Glaubenssätze«. Typische Affirmationen sind:

- »Ich liebe mich, so wie ich bin.«
- »Ich bin dankbar für alles, was ich bin und habe.«
- »Alles wird gut.«

Diese Glaubenssätze mögen im Alltag helfen, im Vollkontakt mit Pharmareferenten sind sie wirkungslos. Deshalb habe ich mir eine neue Affirmation zurechtgelegt:

- »Ich denke froh und heiter, Glück ist mein Begleiter.«

Dämlicher geht es nicht. Und weil der Satz so herrlich dämlich klingt, muss ich grinsen. Unwillkürlich. Ich grinse also den Sargnagel an. Der erschrickt. Beim ersten Mal glaubt er, da sei Eigelb auf seiner Krawatte. Beim zweiten Mal denkt er: »Na, so ein netter Doktor!« Und wenn ich ihm jetzt meine Not mit dem Zeitverlust von zweieinhalb Stunden täglich erzähle, reagiert er plötzlich ganz anders: »Hab's verstanden, Herr Doktor. Ich leg Ihnen die Probe hier hin und bin schon wieder weg.« Pharmareferent abgewimmelt. Stresshormone eingespart. Blutdruck im coolen Bereich.

Wie das? Die Affirmation wirkt direkt auf meine Stressantwort. Die springt also *nicht* in den Kampfmodus. So reißt der gute Draht – nennen Sie es Empathie oder positive Resonanz – zwischen ihm und mir nicht ab. So kann ich den Referenten plötzlich sympathisch finden. Oder erkennen, dass ich einen harten Hund vor mir habe. Dann hilft der nächste Gang: Turbo-Affirmation:

- »Ich denke froh und heiter,
- Glück ist mein Begleiter,
- Du … ***!«

(***Hier ein beliebiges A-Wort einsetzen)

Klappt immer. Meine persönliche Geheimwaffe. Wirkt nicht nur gegen Pharmareferenten. Und das liegt tatsächlich am A-Wort, was Sie natürlich nur heimlich sagen. Warum eigentlich?

## Malediktologie: Stress lässt sich in die Flucht fluchen

Eine weithin viel zu wenig bekannte Wissenschaft ist die Malediktologie – die Wissenschaft vom Fluchen. Tatsächlich beschäftigen sich Forscher in aller Welt mit diesem Randgebiet und fördern Erstaunliches zutage. Zum Beispiel, dass US-Amerikaner ihre Kraftausdrücke vor allem aus Kirche und Sexualakt beziehen (»hell«, »damn«, »oh my god!« respektive »fuck« und so weiter), die Deutschen dagegen auf Themen rund um den Verdauungstrakt zurückgreifen (Sie kennen sich aus), die Niederländer wiederum wünschen sich gegenseitig Pest und Cholera an den Hals. Und das – hier wird es spannend – wirkt messbar gegen Stress, wirkt messbar gegen Schmerzen, steigert messbar die Leistung unter Druck. Wie man das misst?

Wenn es um die Simulation von Stress geht, fällt Forschern immer Eiswasser ein. So auch Richard Stephens von der Keele University in Staffordshire. Er ließ 67 Studenten ihre Hand in Eiswasser halten. Wer dabei vulgär vor sich hin schimpfte, hielt die schmerzhafte Prozedur 40

Sekunden länger durch und fühlte weniger Schmerz. In weiteren Studien ließ Richard Stephens Menschen auf Hometrainern schimpfen. Ergebnis: Mehr Leistung. (Ausführlich zu diesem und weiteren Experimenten und Hintergründen: Lorenzen 2021)

In einem anderen Eiswasser-Experiment zweier Universitäten aus Australien und Neuseeland schrieben die Teilnehmenden vor der Kälte-Challenge entweder ein emotional gutes oder unangenehmes Erlebnis auf. Wer zuvor von Ausgrenzung oder anderen seelischen Schmerzen berichtet hatte, fühlte mehr Schmerz im Eiswasser – das Fluchen linderte jedoch das emotionale Leid und machte die Probanden kälteresistenter.

Ob es immer Flüche sein müssen oder ob auch archaisches Schreien zu besserer Resistenz gegen Schmerz-Stress führt, wollte ein Forscherteam aus Singapur wissen. Wieder wurden Hände in die Eiswassertonne getaucht. Dieses Mal durften die Probanden entweder selbst schreien oder Schreie auf Tonspur anhören oder einen Knopf drücken oder gar nichts tun. Ergebnis: Schreien lindert Schmerz. Sonst nichts. Das führt Sprachwissenschaftler wie André Meinunger zu einer interessanten Überlegung: (zit. nach Lorenzen 2021)

> »Es verwundert sehr, dass Schimpfen und Fluchen im weitesten Sinne noch nicht als Ursprache vorgeschlagen wurde. Es scheint doch auf der Hand zu liegen, dass Unmutsäußerungen sicher zu den ersten Sprechakten gehörten. Auch im heutigen Schimpfen steckt viel Archaisches.«

Einfacher gesagt: Fluchen ist die älteste Stress-weg-Methode überhaupt. Eine sehr archaische Grenzziehung zwischen Stressor und Mensch. Eine der Grundlagen unserer Sprache und unserer Kultur. Eine interessante Erkenntnis, mit der ich Sie natürlich *nicht* zu unanständigem Verhalten gegenüber Ihren Mitmenschen motivieren möchte.

Und damit kommen wir zum nächsten, super einfachen Stress-weg-Werkzeug: Lachen.

## Den Stress auslachen. Das hilft?

Ja, das hilft. Und wenn es uns so gar nicht zum Lachen zumute ist, dann gehen wir eben ins Lachyoga. (Kein Witz.) Beim Lachyoga simulieren (!) die Teilnehmenden Lachen und praktizieren Atemübungen. Die Methode ist tatsächlich schon recht weitverbreitet, nur gab es bisher kaum wissenschaftliche Belege für ihre Wirksamkeit. Das wollte ein internationales Forscherteam um Maria Meier ändern.

Es teilte 35 Personen in drei Gruppen. Die erste durchlief eine halbstündige Lachyoga-Sitzung, die zweite eine halbe Stunde Atemübungen und die dritte Gruppe kein Programm. Anschließend absolvierten alle Probanden einen Gruppen-Stresstest (Trier Social Stress Test for Groups, TSST-G). Speichel-Cortisol, Speichel-Alpha-Amylase und subjektiver Stress wurden während des gesamten Experiments wiederholt gemessen. Unterschiedliche Stressreaktionen während der Sitzungen: keine! Aber: Weniger Cortisolanstieg *nach* dem Stresstest bei denen, die vorher etwas zu lachen hatten. Kommentar der Studienautoren: (Meier 2021)

> »Lachyoga könnte eine kostengünstige und leicht umzusetzende Ergänzung zu traditionelleren Interventionen zur Stressreduktion sein.«

Heißt für Sie: Zu viel Stress!? Wäre doch gelacht.

## Humor setzt den Stress in die Ecke

Lachen ist laut, Humor ist leise. Eine humorvolle Grundhaltung wirkt gegen Stress, weil sie Menschen von den Problemen im Job distanziert und ihnen hilft, Stressoren weniger bedrohlich zu bewerten. Das ist Alltagswissen, dieser Zusammenhang wurde aber auch in mehreren Studien gemessen und bewiesen: zum Beispiel bei 201 polnischen Arbeitnehmern (Kruczek 2018) und bei 625 italienischen Krankenschwestern und Pflegern mitten im Coronastress (Canestrari 2021).

Der Arzt und Humorist Eckart von Hirschhausen ist mit seinem Team im Robert-Bosch-Krankenhaus Stuttgart der Frage nachgegangen, ob sieben Wochen professionelles, strukturiertes Humortraining einen positiven Effekt auf die Symptome von Patienten mit therapierefraktärer Angina Pectoris hat. Gemessen wurde via Belastungsuntersuchung (Laufband), Haarsegment-Cortisol-Analyse, Beck Depression Inventory (BDI), Trier Inventory for the Assessment of Chronic Stress (TICS) und State-Trait-Cheerfulness Inventory (STCI).

Ergebnis: Humor hilft. Es zeigte sich eine signifikante Verbesserung der Heiterkeit, vor allem bei Frauen. Laut BDI-Test gingen Depressionen zurück, auch hier vor allem bei Frauen. Und eine signifikante Senkung der Cortisolkonzentration erlebten vor allem diejenigen Herzpatienten, die zuvor einen besonders hohen Cortisolspiegel mitbrachten. (Voss 2020)

## Auuusatmen mit dem Formel-1-Reflex

Ein weiteres Stress-weg-Mittel wirkt tatsächlich noch viel einfacher als Fluchen und Lachen: Ausatmen. Dieses Mittel funktioniert deshalb so intensiv, weil der Mensch im Stress instinktiv einatmet. Resultat: Der pH-Wert im Blut steigt an, der Calciumspiegel im Blut sinkt. Die Gefäße verengen, der Kopf schmerzt, die Nerven liegen bloß. Das ist Stress pur. Anspannung total. Ursprünglich war das sinnvoll, um im Kampf- oder Fluchtmodus erfolgreich zu überleben. Weil heute nicht mehr der gewinnt, der fester beißt, sondern derjenige, der cooler bleibt, haben wir mit bewusstem Ausatmen eine weitere Geheimwaffe an der Hand. Ich nenne sie den »Formel-1-Reflex«.

Um genau zu sein: Nur der Begriff stammt von mir, nicht die Methode. Die wurde seinerzeit gelehrt in Gars am Kamp von Willi Dungl. Physiotherapeut und Guru. Zu dem sie alle hinpilgerten. Alle! All die großen Formel-1-Rennfahrer meiner Jugend. Der Formel-1-Reflex war die Geheimwaffe dieser raren Elite gegen den schier unheimlichen Stress in den damals doch lebensgefährlichen Boliden. Half ihnen, cool zu bleiben. Wörtlich. Und hilft Ihnen bis heute. Beispiel gefällig? Hier ein junger Mann, seit drei Jahren Achilles-Beschwerden, »verhärtete Wade«, verspannte Muskulatur. Der sich neben Bluttuning auch auf den Formel-1-Reflex ernsthaft eingelassen hat. Der schreibt:

> »Der Formel-1-Reflex ist ein Teil meines Lebens geworden. Wann immer ich im Verlauf des Tages Zeit finde, mache ich 1–5 Minuten die Atmung von 3–4 Zügen und langem Ausatmen pro Minute. Man glaubt kaum, wie viele Gelegenheiten sich im Verlauf des Tages so anbieten, den Formel-1-Reflex einzubauen.
>
> Das für mich Tolle daran: Die lästigen Spannungen im rechten Oberschenkel, von denen ich Ihnen berichtet hatte (die haben mich seit mehr als einem Jahr fast in die Verzweiflung getrieben), sind zu 90 % der Tageszeit verschwunden. Wenn es doch verspannt: Formel-1-Reflex rausholen und im äußersten Notfall 1 g Calcium einwerfen. Fertig. Den Menschen auf der Arbeit fällt es auch schon auf: ›Der ist ja total tiefenentspannt!‹ Wenn die wüssten …«

Der Formel-1-Reflex ist für mich das Nonplusultra. Begleitet mich in jeder Minute meines Lebens. Das Besondere an der Mail oben: Das ist auch ein besonderer junger Mann. Der braucht für einen halben Marathon 1:06 h. Und für den ganzen Marathon 2:23 h. Auf seine Muskeln ist der angewiesen, oder?

## Cool werden mit dem Formel-1-Reflex

Bei Stress atmet der Mensch instinktiv tief ein und tritt so die Stressreaktion los. Beim Ausatmen steigt der Calciumspiegel an. Die Nervosität fällt ab, die Gefäße weiten sich, innere Ruhe füllt Körper und Geist. Am besten funktioniert diese Stress-weg-Methode, wenn man ein bis fünf Minuten lang so langsam wie irgend möglich ausatmet. Keine Sorge: Der Reflex zum Einatmen stellt sich automatisch ein.

Banale Physiologie. Finden Sie in jedem Lehrbuch. Heißt wieder einmal: Das Wissen ist da. Die Medizin kennt sich aus. Wir müssen es nur übersetzen in alltagstaugliche Stress-weg-Methoden.

# IV

# RESILIENZ LEBEN

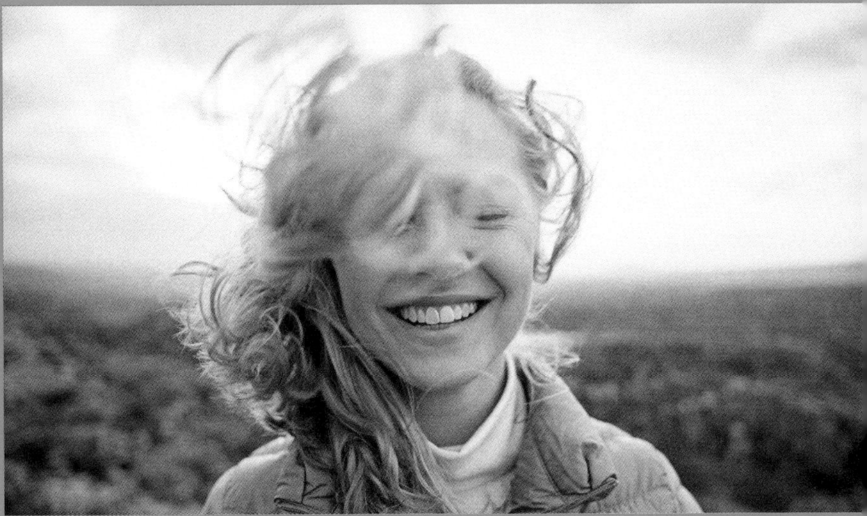

Stress gehört zu unserem Leben wie Wasser und Luft. Wir können ihn nicht komplett »weg« kriegen. Wir brauchen uns auch nicht mit aller Kraft gegen den Stress zu stemmen. Viel sinnvoller ist es, den eigenen Körper und die eigene Seele stressfest zu machen. Resilient. Soll der nächste Stressor ruhig kommen – wir schwingen uns immer wieder auf und wachsen über uns hinaus. Am besten gelingt das gemeinsam. Denn – schönen Gruß von der Evolution! – unser Immunsystem blüht in Gemeinschaft auf.

# Leben ist Schwingung

Jetzt wird's, pardon, noch einmal blutig. Denn: Langzeitstress ist ein erheblicher Risikofaktor bei chronischer Darmentzündung. Ein stressbedingt heruntergewirtschaftetes Immunsystem spielt bei der Entstehung von Colitis ulcerosa und bei Morbus Crohn eine Rolle, Stress kann Schübe auslösen und Heilung verhindern. Das zeigt meine Praxiserfahrung, das bestätigt auch Prof. Gabriele Moser, Uniklinik Wien: (zit. nach Weinzierl 2017)

> »Es stellt im Krankheitsverlauf einen zusätzlichen Risikofaktor dar, wenn man dem Patienten nicht hilft, seine chronische Stressbelastung loszuwerden.«

## Es muss nicht immer blutig enden

Wenn der Darm blutet, wenn der gesamte Dickdarm eine einzige blutige Entzündung ist, wenn man immer dünner wird, dann nennt sich das also »Colitis ulcerosa«. Blutige Darmentzündungen haben mich jahrelang an der Uni Erlangen nicht nur beschäftigt, sondern mitgenommen. Man leidet mit. Heute weiß ich: das jahrelange Leiden müsste nicht sein, würde man die Sache von vornherein richtig angehen. Was »richtig« heißt, ist bekannt. Umso schlimmer, dass das so oft nicht verstanden wird. Weder die Hintergründe: oft Langzeitstress. Noch der Weg zur Heilung: das Immunsystem stark machen gegen Stress.

Vor mir sitzt eine junge Frau, nur noch 45 Kilo schwer, seit fünf Jahren Colitis. Blutige Durchfälle. Weil der Arztbrief so sorgfältig geschrieben ist, weil man sich ganz offensichtlich liebevoll um die junge Dame gekümmert hat, gebe ich Ihnen einmal Einblick in die verquere Denkweise meiner Universitätsmedizin.

> Ergebnis Koloskopie: Entzündet der gesamte Dickdarm. Therapie mit Mesalazin. Dosissteigerung. Ohne Erfolg. Therapie mit Budesonid. Dosissteigerung. Kein Erfolg. Stoßtherapie mit Cortison 40 mg. Kein Erfolg. Steigerung Mesalazin, dazu Azathioprin. Kein Erfolg. Behandlung mit Adalimumab.

An der Endung »-mab« erkennen Sie das Immunsuppressivum. Das Gegenteil von richtig … Jedenfalls:

> Kein Erfolg. Behandlung mit Tofacitinib.

Der gleiche Irr-Glaube, natürlich kein Erfolg.

Reicht's Ihnen? Mir auch. Die Patientin wird bei alldem nicht gefragt. Die muss glauben, die muss mitmachen. Glaubte irgendwann aber nicht mehr und fuhr kurzerhand nach Roth.

> Ergebnis Laboranalyse. Katastrophales Aminogramm. Immunsystem völlig am Boden. Ernährung erklärt. Ernährung umgestellt.

Sechs Monate später zur Kontrolle: Die Patientin wörtlich:

> »DANKE! Es geht mir viel, viel besser.«

Die immunsupprimierenden Medikamente hat sie abgesetzt. Das Immunsystem erholt sich langsam. Die Symptome gehen zurück. Und dieser letzte Punkt – blutiger Durchfall – nimmt schon viel Stress aus dem Alltag.

Der Ablauf ist seit Jahrzehnten immer der gleiche. Ärzteodysseen, Besuch vieler schöner Krankenhäuser, sehr oft aufopferndes, liebevolles Kümmern durch meine Kollegen … leider ohne Erfolg. Dann Blutmessung, genaue Analyse der Selbstheilungskräfte anhand der im Blut sichtbaren Aminosäuren, Mineralstoffe und Vitamine. Dann »Auffüllen« der Nährstofflücken. Und dann? Dann schwingt die Körperchemie langsam, unaufhaltsam, zurück in Richtung Gesundheit. Sie kennen mein Credo: »Stimmen die Moleküle, stimmt der Mensch«.

Wenn Sie meine früheren Bücher kennen, fragen Sie: Warum ist hier nicht mehr nur die Rede von *Selbstheilungskräften* – sondern auch von *Resilienz*? Buzzword fürs Marketing? Könnte man meinen, aber das trifft es nicht. Tatsächlich ist »Resilienz« ein kluges Konzept.

## Immer wieder gesund werden

Das Wort »Resilienz« stammt vom lateinischen »resilire« und bedeutet zurückspringen oder abprallen. Gemeint ist der Umgang eines komplexen Systems – ein Mensch, eine Firma, ein Löwenzahn – mit Veränderungen. Vor allem mit denen, die das Leben schwerer machen. Und hier versteckt sich eine Tücke:

- **Selbstheilung** wird oft als Wegstrecke von »schwer« zu »leicht« verstanden. Von »krank« zu »gesund«. Ein *lineares* Geschehen von einer unerwünschten Abweichung zurück in den erwünschten Urzustand.
- **Resilienz** dagegen meint die Fähigkeit, in einer turbulenten Systemdynamik *immer wieder* auf Veränderungen zu reagieren. Man kann sich das vorstellen wie eine spiralförmige Bewegung. *Idealerweise* wächst der Mensch dabei trotz einiger Verluste über sich hinaus.

*Realerweise* findet er zu einer neuen Balance. Und darauf kommt es an.

Jeder, der mit einer chronischen Krankheit lebt, der einen Unfall überstanden hat, der sehr alt geworden ist und immer noch älter wird, versteht, was ich meine: Manches Mal lässt sich eine Einschränkung nicht zurückdrehen. Na und? Dann geht es eben anders weiter.

»Gesundheit bedeutet nicht die Rückkehr zum Urzustand, sondern den erfolgreichen Umgang mit dem ständigen Wechsel«,

bestätigt Prof. Dr. med Gustav Dobos in seinem Buch *Die gestresste Seele* (Dobos 2021, 160). So ist es. Der »erfolgreiche Umgang mit dem ständigen Wechsel« gelingt dann, wenn der Körper gesund ist. Wenn also Stresshormone, Sexualhormone, Glückshormone wunderbar schwingen. Dann geht es auch der Seele gut.

Resilienz meint das lebenslustige Herz, den springlebendigen Körper, die tanzende Seele mit ihrer ganzen Verletzlichkeit *mitten in* den Turbulenzen des Lebens. Und nicht – das wird oft missverstanden – ein Sich-Abschotten gegen alles, was da von außen kommt. Der Mensch ist keine Teflonpfanne. Das Leben gleitet nicht ab an ihm. Und wenn es so wäre, würde es ihn sogar schwächen. Ein Organismus, der nicht auf Reize reagiert, und eine Seele, die sich nicht berühren lässt, können nicht wachsen. Also:

**Leben heißt Schwingung, heißt ständige Veränderung.**
**Resilienz heißt in Schwingung leben.**

# Resilienz ist machbar. Für jeden.

Wenn es um Resilienz geht, haben wir eine Anleitung. Und das nicht erst, seit das Wort »Resilienz« als Patentrezept für jegliche Herausforderung herumgereicht wird. Sie stammt vom amerikanisch-israelischen Medizinsoziologen Aaron Antonovsky (1923 bis 1994). Der wollte wissen, warum eigentlich manche Frauen den Holocaust unbeschadet überlebt hatten. Er fragte also nicht: Was hat diese Frauen nicht krank gemacht? Sondern er stellte die Sache auf den Kopf: Was hatte ihnen geholfen, gesund zu bleiben? Aus dieser Frage hatte Antonovsky sein Konzept der »Salutogenese« entwickelt (von »salus« = Gesundheit und »genesis« = Entstehung). Ein Vorläufer meiner »Frohmedizin«, wenn Sie so wollen. Drei Faktoren sind für die »Salutogenese« ausschlaggebend:

**Verstehbarkeit**: Gesunde Menschen erleben die äußere Welt und auch ihr inneres Erleben als strukturiert, vorhersehbar und erklärbar. Sie haben außerdem das Gefühl, dass andere Menschen sie verstehen.

**Handhabbarkeit**: Wer gesund ist, der ist sicher, Probleme und Herausforderungen meistern zu können. Allein, mithilfe anderer oder mit Unterstützung einer übergeordneten Instanz (etwa seinem jeweiligen Gott).

**Bedeutsamkeit, Sinnhaftigkeit**: Besonders gut mit Widerständen kommen Menschen zurecht, die ihr Leben und Handeln sinnvoll und interessant finden, sogar lebenswert und schön. Wer weiß, wozu er lebt, der bleibt am leichtesten gesund.

Das alles, so meine ich, macht Molekularmedizin so wirksam im Kampf gegen den Stress. Jedes Element der Selbstheilung ist verständlich, ist machbar, und die neu gewonnene Lebensfreude öffnet den Weg zurück zu dem, was unserem Leben Sinn gibt. Werfen wir zum Abschluss noch einmal einen kurzen Blick auf die Trias der Molekularmedizin:

- **Ernährung**
- **Bewegung**
- **Denken**.

## Ernährung: Winzige Moleküle geben maximale Abwehrkraft

Sie wissen, dass Ihr Körper jeden Tag 47 essenzielle Stoffe braucht. Braucht heißt: Er kann diese Stoffe nicht selbst herstellen. Er ist auf Ihre Mithilfe angewiesen. Und wenn ein einziger Stoff fehlt … sind Sie tot. Das ist die Definition. Vor Jahren so unglücklich in Israel gelaufen. Babys wurden künstlich ernährt. In der Kunstkost wurde B-Vitamin vergessen (!). Was mit den Babys passiert ist, können Sie sich denken.

Auf dieser Einsicht gründet die Molekularmedizin, so wie ich sie verstehe und praktiziere. Ich kümmere mich nicht mehr um irgendwelche Stressfaktoren da draußen, sondern um einen funktionsfähigen Körper. Mit all den nötigen essenziellen Stoffen. Denn – so meine Vorstellung – *wehren* kann der gesunde Körper sich selbst. Begegnet er zum Beispiel einem neuen Virus, wehrt er sich mit Killerzellen und im Nachgang mit passgenauen Antikörpern. Auf dieser Kompetenz des menschlichen Immunsystems fußt das Prinzip jeder Impfung.

Die hat man in der Schulmedizin verstanden. Nicht aber die weitreichenden Möglichkeiten der Molekularmedizin, mit der wir quasi eine

»Impfung gegen den Stress« ermöglichen könnten. Könnten! Dazu zwei Beispiele:

> »Übrigens, durch Sie sind meine depressiven Stimmungen weg. Eigentlich nahm ich Magnesium, um besser schlafen zu können, aber eines Tages stellte ich vormittags fest, dass ich gar nicht mehr so erschöpft bin …«

Das war ausdrücklich nicht Müdigkeit wegen Schlafmangels am Morgen, das war körperliche Erschöpfung,

> »weshalb ich sehr oft dachte, einschlafen und nicht mehr aufwachen … Ich war halt nur so fertig. Tja, seitdem der Magnesiumwert über 0,9 liegt (nun 0,98), sind auch die depressiven Verstimmungen weg.«

Der springende Punkt ist die Zahl. Sie behaupten immer: »Magnesium? Gute Sache. Nehme ich doch.« Nur: »Nehmen« reicht nicht. Entscheidend ist nicht das, was Sie »nehmen«, sondern das, was in Ihrem Körper ankommt. Magnesium entfaltet seine Stress-weg-Wirkung am besten über dem Blutwert von 1,0 mmol/l. Wie ich zu diesem Wert komme? Praxiserfahrung. Eigenes Erleben, Berichte meiner Patientinnen und Patienten. **Fazit**: Magnesium ist essenziell. Auch für Leistungssportler. Denn Leistungssport löst ebenfalls – gewollt – Stressreaktionen im Körper aus. Leider gelegentlich auch nicht so, wie gewünscht:

> »Vor einigen Monaten hatte ich Ihnen wegen meines leistungsschwimmenden Sohnes, der an Morbus Osgood Schlatter litt, geschrieben. Er war sehr verzweifelt. Sie hatten einen Hinweis auf Zink gegeben. Unorthodox, weil er keinen Arzt mehr sehen wollte, habe ich ihm täglich 45mg Zink gegeben. Zwei Monate später war der Spuk vorbei, und er trainiert inzwischen wieder voll, ist glücklich und zufrieden.«

Morbus Osgood, eine Krankheit der Jugendlichen. Da löst sich der Knochen am Schienbeinkopf auf. Blöd. Tut weh. Sport ist nicht mehr drin. Wenn einen als jungen Menschen plötzlich der Körper verlässt … verzweifelt man. Abhilfe der Schulmedizin? Schulterzucken.

Abhilfe der Molekularmedizin? Nachdenken. Knochen ist ein Eiweißgerüst. Eiweiß wird ein junger Mann genügend essen. Aber es möglicherweise nicht zusammenbasteln, aufbauen im Körper. Dafür ist Zink zuständig. Zink ist essenziell. Zink wird bei jedem Virusinfekt maximal verbraucht. Woher ich das weiß? Ich habe es bei mir selbst gemessen. Daher mein Ratschlag.

Ihr Leben, Ihre Existenz, Ihr Lebensglück, Ihre Lebensenergie wird regiert von und bedarf der essenziellen Substanzen. Wichtig zu wissen:

**Nicht die Substanzen heilen den Körper. Sondern der Körper heilt sich selbst, wenn er die notwendigen Substanzen hat.**

## 47 lebenswichtige Wirkstoffe

Molekularmedizin kümmert sich um die Basis. Sind diese 47 lebenswichtigen Substanzen in der richtigen Menge im Körper vorhanden, ist er maximal leistungsfähig, abwehrstark und resilient gegen Stress.

### 13 Vitamine

- **Vitamin A** Augen, Schleimhäute, Haut
- **Vitamin B1** Nervensystem, Kohlenhydratstoffwechsel
- **Vitamin B2** Haut, Schleimhäute, Fett-, Eiweiß- und Kohlenhydratstoffwechsel

- **Vitamin B3** Herz, Nervensystem, Kohlenhydrat und Fettstoffwechsel
- **Vitamin B5** Haut, Schleimhäute, Abwehr, Haarwachstum
- **Vitamin B6** Nervensystem, Eiweißstoffwechsel
- **Vitamin B7** Fett und Kohlenhydratstoffwechsel, Haut, Haare, Fingernägel
- **Vitamin B9** Blutbildung, Wachstum, Gefäße
- **Vitamin B12** Blutbildung, Nahrungsaufnahme
- **Vitamin C** Abwehrkräfte, Bindegewebe, Knochen
- **Vitamin D** Knochen, Zähne, Calcium und Phosphatstoffwechsel
- **Vitamin E** Haut, Zellschutz vor Umweltgiften, UV-Strahlung
- **Vitamin K** Blutgerinnung, zur Herstellung bestimmter Eiweißstoffe

### 22 Mineralien und Spurenelemente

- **Calcium** Wachstum und Neubildung von Knochen und Zähnen
- **Eisen** Transport von Sauerstoff, Energiegewinnung
- **Kalium** Übertragung elektrischer Impulse an Nerven und Muskelzellen
- **Magnesium** entzündungshemmend, krampflösend, Stresssalz
- **Natrium** elektrisches Zellpotenzial für Nervenleitung, Herzrhythmus
- **Kupfer** Abwehrsystem, Wundheilung, Aufbau Knochen, Haut, Haare
- **Chlorid** Magensäure, osmotischer Druck
- **Chrom** starkes Oxidationsmittel, wirkt bei erhöhtem Blutzucker
- **Jod** wichtig für Schilddrüsenhormone und für den Stoffwechsel
- **Mangan** wichtig für alle Körperzellen und HPU-Störung

- **Molybdän** wichtig für Eisen und Harnstoffwechsel und für Enzymstoffwechsel
- **Selen** allgemeiner Mangel vorhanden und für die Schilddrüse
- **Zink** wichtig für Haut, Eiweißstoffwechsel und Enzyme
- **Nickel** Baustein für Eiweiße und für Eisenaufnahme entscheidend
- **Lithium** Gehirnstoffwechsel, Stimmungslage
- **Kobalt** Bestandteil von B12 und B9
- **Fluorid** in homöopathischen Spuren wichtig für den Stoffwechsel
- **Silizium** regeneriert Knochengewebe, Haut und Haare
- **Rubidium** wichtig für Schwangerschaft und im zentralen Nervensystem
- **Vanadium** für Mineralisation der Knochen, reguliert Zuckerstoffwechsel
- **Phosphor** Aufbau der Zellwände und für die Erbsubstanz mitverantwortlich
- **Schwefel** Aufbau von Nägeln, Haaren und Haut, Entgiftung

### 2 Fettsäuren

- **Omega 6** Bauen Zellmembranen auf, Vorläufer von Botenstoffen
- **Omega 3** Hormonaufbau, entzündungshemmend

### 10 Aminosäuren

- **Arginin** wichtig für Blutdruck, Fettverbrennung und Leistungssteigerung
- **Isoleucin** BCAA, Muskeleiweiß für bessere Ausdauer, Neusynthese
- **Leucin** BCAA, Fettverbrennung und Eiweißaufbau im Muskel

- **Valin** BCAA, Aufbau und Stärkung von Nervenbahnen u. v. m.
- **Lysin** optimale Virusabwehr und vor allem Herpes
- **Methionin** wichtigste Krebsversicherung von den Aminosäuren betrachtet
- **Phenylalanin** Kraft und Freude jeden Tag, Dopamin und Noradrenalin
- **Threonin** hilft gegen Müdigkeit, baut Kollagen auf
- **Tryptophan** baut Serotonin auf, hilfreich bei Depressionen
- **Histidin** für lebensnotwendige Funktionen, Stärkung des Immunsystems

## Bewegung: Den Stoffwechsel in Schwung bringen

Jedes Training ist eine Herausforderung für den Stoffwechsel. Je sinnvoller wir trainieren – gemeint ist: mit (!) Regenerationsphasen –, desto mehr bringen wir den Stoffwechsel in Schwung. Und je intensiver der Stoffwechsel arbeitet, desto schneller regenerieren sich Zellen und Organe und umso schlagkräftiger wird unsere Abwehrkraft.

Das Immunsystem scharf stellen – das gelingt durch Bewegung. Bewegung lässt Muskeln wachsen, und Muskeln sind im Krankheitsfall eine bessere Sparkasse als Fett. Denn: Je mehr Muskelmasse man hat, desto weniger davon verliert man im Verlauf einer Erkrankung.

Im Alltag wie im Training schwingt der Mensch zwischen den beiden Extrempolen Verletzlichkeit und Spitzenleistung. Er kommt an seine Grenzen, regeneriert, trainiert, erreicht ein neues Level. Verfolgt so lange das Ziel, bis er sein persönliches Plateau erreicht hat.

Und dann? Wechselt er den eigenen Anspruch, die Sportart, die Rolle. Wird vielleicht Trainer. Und öffnet sich neue Felder in einem neuen Spiel. Entscheidend ist das Vertrauen auf die eigene Fähigkeit, immer wieder über sich selbst hinauszuwachsen. Nicht trotz aller Widrigkeiten, sondern in der Auseinandersetzung damit. Und mit »Auseinandersetzung« meine ich nicht nur Ihre Füße und Fäuste, sondern Ihren Verstand. Und damit sind wir beim Thema Denken.

## Das Leben größer denken

Denken hat so viel mit Stress zu tun, weil es um kluge Unterscheidungen geht. Es geht um Kunst, auf den richtigen Ebenen das Richtige zu tun: Tun, was man tun kann. Was man nicht tun kann, lassen. Auch mental, und an dieser Stelle kramen wir die Beatles aus der Mottenkiste: »Let it be …!«

Strukturelle Herausforderungen – Extremwetter, Rentenkrise, Horrorchefs – bekommen wir mit Vitamin C und Jogging allein natürlich nicht in den Griff. Da braucht es andere Hebel. Immerhin können wir unsere Einstellung ändern. Dunkle Sorgenwolken da verscheuchen, wo sie außer schlechter Stimmung nichts bringen. Dabei hilft Nachdenken, da hilft auch Meditation. Und dann … TUN:

**Sich verbünden gegen den Stress.**
**Zusammen essen, trainieren, meditieren.**
**Gemeinsam resilient werden.**

## Gemeinschaft macht resilient

Gemeinschaft wirkt sich messbar positiv auf das Immunsystem aus. Der Grund liegt in der Evolution: Das menschliche Gehirn und das Immunsystem sind darauf spezialisiert, soziale, physische und mikrobielle Bedrohungen ständig zu überwachen und darauf zu reagieren.

Für unsere Vorfahren war es lebensgefährlich, sich von der eigenen Gruppe zu trennen. Wer im Konfliktfall isoliert war, der war einem sehr viel höheren Verletzungs- und damit auch Infektions- und Krankheitsrisiko ausgesetzt. Deshalb – so die Aussage der frisch entworfenen »Social Safety Theory« von George M. Slavich, Universität Los Angeles – ist in unseren Körper eine vorsorgliche Immunreaktion auf Einsamkeit fest einprogrammiert. Deshalb macht Einsamkeit krank. Und deshalb schwingt sich das Immunsystem in Gemeinschaft zurück in Richtung Gesundheit. (Slavich 2020)

Gemeinschaft macht resilient. Das bestätigt eine Studie mit Bewohnern der US-amerikanischen Küste, die zwischen 2005 und 2010 Hurrikan Katrina, Hurrikan Rita *und* eine Ölkatastrophe erlebt hatten. Resiliente Menschen waren die mit festem Glauben und die mit besonders viel Humor. Und wer sein *Ehrenamt* für die Gemeinschaft katastrophenbedingt aufgeben musste, dem fehlte zwar ein wichtiger Grundpfeiler seiner Resilienz. (Cherry 2018) Aber der Mensch macht weiter. Immer weiter.

## Nicht gegen den Stress stark, sondern mit ihm

Der Mensch ist **vulnerabel** – und er hat **immense Selbstheilungskräfte**. Er kann immer und immer wieder über sich selbst hinauswachsen. Mit der richtigen Ernährung und Bewegung schalten wir diese Fähigkeit frei, die in jedem von uns angelegt ist.

**Die stärkste Kraft des Menschen ist seine Anpassungsfähigkeit. Und die beruht auf Verletzlichkeit.**

Der Mensch ist **emotional** – und hat **Rationalität**. Er findet durch seine Ängste, Sorgen und Nöte immer wieder hindurch zu neuen Lösungen. Mit den richtigen Mentaltechniken räumen wir den Ballast aus unseren Hirnen und denken wieder klar.

**Wir finden neue Lösungen nicht, obwohl wir unter Stress stehen. Sondern weil.**

Der Mensch ist **frei** – und er braucht **Gemeinschaft**. Sein Immunsystem schwingt sich in der Gemeinschaft mit anderen auf. So ist der Mensch gebaut. Je intensiver er mit anderen den Herausforderungen des Lebens die Stirn bietet, desto stärker ist er auch als Einzelner.

Das Leben kann blutig sein, fast unerträglich hart, Stress pur. Und doch können wir die Dinge verändern, wir können uns selbst verändern, wir können uns einschwingen und neu aufblühen. Immer und immer wieder. **Resilienz** macht das möglich.

Wir kriegen den Stress nicht aus unserem Leben weg. Müssen wir auch nicht. Für den ersten Schritt reicht es, wenn wir unsere Körper und Seelen resilient machen. Nicht gegen den Stress, sondern mit ihm. Dazu haben wir ein einfaches Rezept: Ernährung – Bewegung – Denken.

Haben Sie Resilienz, wirft Sie nichts mehr um. Dann können Sie, wenn Sie wollen, neue Wege gehen.

Mehr leben, mehr lieben, mehr lachen.

**Sie müssen nur … TUN.**

# Literatur


Albus, C., Waller, C., Fritzsche, K. *et al.* Bedeutung von psychosozialen Faktoren in der Kardiologie – Update 2018. *Kardiologe* 12, 312–331 (2018). https://doi.org/10.1007/s12181-018-0271-4. Unter: https://www.researchgate.net/publication/327314497_Bedeutung_von_psychosozialen_Faktoren_in_der_Kardiologie_-_Update_2018_Positionspapier_der_Deutschen_Gesellschaft_fur_Kardiologie (abgerufen am 10.08.2021)

Armborst D, Metzner C, Alteheld B, Bitterlich N, Rösler D, Siener R. Impact of a Specific Amino Acid Composition with Micronutrients on Well-Being in Subjects with Chronic Psychological Stress and Exhaustion Conditions: A Pilot Study. *Nutrients*. 2018;10(5):551. Published 2018 Apr 29. doi:10.3390/nu10050551

Banze, Sonja; Kyriasoglou, Christina: Wie Highperformer mit Panikattacken und Überforderung umgehen. In: Manager Magazin vom 07.07.2021, unter: https://www.manager-magazin.de/lifestyle/fitness/tricks-fuer-die-mentale-gesundheit-wie-jungunternehmer-mit-psychischen-problemen-fertigwerden-a-071fa93f-0002-0001-0000-000177930945 (abgerufen am 06.08.2021)

Bartens, Werner: Stress für das Herz. In: Süddeutsche Zeitung vom 10. August 2020. Unter: https://www.sueddeutsche.de/gesundheit/stress-herz-medizin-1.4995465 (abgerufen am 10.08.2021)

Barton J, Pretty J. What is the best dose of nature and green exercise for improving mental health? A multi-study analysis. *Environ Sci Technol.* 2010;44(10):3947–3955. doi:10.1021/es903183r

Berger JM, Singh P, Khrimian L, et al. Mediation of the Acute Stress Response by the Skeleton. *Cell Metab.* 2019;30(5):890–902.e8. doi:10.1016/j.cmet.2019.08.012 https://pubmed.ncbi.nlm.nih.gov/31523009/

Bhatt DL, Steg PG, Miller M, et al. Cardiovascular Risk Reduction with Icosapent Ethyl for Hypertriglyceridemia. *N Engl J Med.* 2019;380(1):11–22. doi:10.1056/NEJMoa1812792
https://pubmed.ncbi.nlm.nih.gov/30415628/

Blain B, Schmit C, Subry A, Hausswith C, Le Meur Y, Passiglione M. Neuro-computational impact of physical training overload on economic decision-making. Current Biology 2019; 29: 3289–3297. doi:10.1016/j.cub.2019.08.054

Brechtel, Lars & Lock, J. & Wolff, R.: Übertraining, Überbelastung und Übertrainingssyndrom bei ambitionierten Freizeit-Marathonläufern – Eine epidemiologische Studie. [Overtraining, overload and overtraining syndrome in ambitious recreational marathon runners – an epidemiological study]. Deutsche Zeitschrift für Sportmedizin. 60, 2009, S 224. Unter: https://www.researchgate.net/publication/285295178_Ubertraining_Uberbelastung_und_Ubertrainingssyndrom_bei_ambitionierten_Freizeit-Marathonlaufern_-_Eine_epidemiologische_Studie_Overtraining_overload_and_overtraining_syndrome_in_ambitious_recreational (abgerufen am 08.09.2021)

Brody S, Preut R, Schommer K, Schürmeyer TH. A randomized controlled trial of high dose ascorbic acid for reduction of blood pressure, cortisol, and subjective responses to psychological stress. *Psychopharmacology (Berl)*. 2002;159(3):319–324. doi:10.1007/s00213–001–0929–6

Buenaventura, Barbara: »Die Rückkehr des Schlenderns: Kann man Spazieren lernen?«. In: National Geographic vom 14.05.2021, unter: https://www.nationalgeographic.de/umwelt/2021/04/die-rueckkehr-des-schlenderns-kann-man-spazieren-lernen (abgerufen am 07.09.2021)

Cahn BR, Delorme A, Polich J. Event-related delta, theta, alpha and gamma correlates to auditory oddball processing during Vipassana meditation. *Soc Cogn Affect Neurosci.* 2013;8(1):100–111. doi:10.1093/scan/nss060

Canestrari C, Bongelli R, Fermani A, et al. Coronavirus Disease Stress Among Italian Healthcare Workers: The Role of Coping Humor. *Front Psychol.* 2021;11:601574. Published 2021 Jan 25. doi:10.3389/fpsyg.2020.601574

Carlson BA, Tobe R, Yefremova E, et al. Glutathione peroxidase 4 and vitamin E cooperatively prevent hepatocellular degeneration. *Redox Biol.* 2016;9:22–31. doi:10.1016/j.redox.2016.05.003

Carroll JE, Low CA, Prather AA, et al. Negative affective responses to a speech task predict changes in interleukin (IL)-6. *Brain Behav Immun.* 2011;25(2):232–238. doi:10.1016/j.bbi.2010.09.024; online unter: https://pubmed.ncbi.nlm.nih.gov/20888901/ (abgerufen am 09.08.2021)

Cervantes-Barragan L, Chai JN, Tianero MD, et al. *Lactobacillus reuteri* induces gut intraepithelial $CD4^+CD8\alpha\alpha^+$ T cells. *Science.* 2017;357(6353):806–810. doi:10.1126/science.aah5825

Cherry KE, Sampson L, Galea S, et al. Spirituality, Humor, and Resilience After Natural and Technological Disasters. *J Nurs Scholarsh.* 2018;50(5):492–501. doi:10.1111/jnu.12400

Cuffee Y, Ogedegbe C, Williams NJ, Ogedegbe G, Schoenthaler A. Psychosocial risk factors for hypertension: an update of the literature. *Curr Hypertens Rep.* 2014;16(10):483. doi:10.1007/s11906–014–0483–3 https://pubmed.ncbi.nlm.nih.gov/25139781/ (abgerufen am 10.08.2021)

Cross, Rob; Singer, Jean; Dillon, Karen: »Dem Mikrostress entkommen.« In: Harvard Business Manager vom 14.09.2020, unter: https://www.manager-magazin.de/harvard/selbstmanagement/stressmanagement-wie-sie-dem-mikrostress-entkommen-a-00000000–0002–0001–0000–000172874368 (abgerufen am 30.07.2021)

Dittfeld A, Gwizdek K, Michalski M, Wojnicz R. A possible link between the Epstein-Barr virus infection and autoimmune thyroid disorders. *Cent Eur J Immunol.* 2016;41(3):297–301. doi:10.5114/ceji.2016.63130 https://pubmed.ncbi.nlm.nih.gov/27833448/ (abgerufen am 03.09.2021)

Dobos, Gustav: Die gestresste Seele. Naturheilkunde für Körper und Gefühle. Wie Emotionen die Gesundheit beeinflussen. Das 8-Wochen-Programm für mentale Stärke. München: Scorpio Verlag, 2021

Drake, CL; Roehrs, T; Roth, T (2003): Insomnia causes, consequences and therapeutics: an overview. In: Depress Anxiety 18: 163–176

Ettman CK, Abdalla SM, Cohen GH, Sampson L, Vivier PM, Galea S. Prevalence of Depression Symptoms in US Adults Before and During the COVID-19 Pandemic. *JAMA Netw Open.* 2020;3(9):e2019686. doi:10.1001/jamanetworkopen.2020.19686 https://jamanetwork.com/journals/jamanetworkopen/fullarticle/2770146 (abgerufen am 02.09.2021)

Falk E, Shah PK, Fuster V (1995): Coronary Plaque Disruption. Circulation. 1995;92:657–671, https://doi.org/10.1161/01.CIR.92.3.657

Fitzgerald KN, Hodges R, Hanes D, et al. Potential reversal of epigenetic age using a diet and lifestyle intervention: a pilot randomized clinical trial. Aging (Albany NY). 2021;13(7):9419–9432.

Flechter, Eddie: »Herzfrequenzvariabilitätsmessung und Übertraining«. In: Trainingswold.com vom 09.06.2011, unter: https://www.trainingsworld.com/training/uebertraining/herzfrequenzvariabilitaetsmessung-und-uebertraining-1278198 (abgerufen am 12.08.2021)

Freutel, Linda: »Übertraining: So erkennst du die Stressfalle«. In: Sport aktiv vom 19.06.2018, unter: https://www.sportaktiv.com/uebertraining-so-erkennst-du-die-stressfalle (abgerufen am 08.092021)

Giebel, Marcus: »Corona-Forscher decken auf: Sterberisiko bei Rauchern auffällig hoch – Experte gibt ihnen einen Rat«. In: Merkur vom 15.03. 2021, unter: https://www.merkur.de/welt/corona-raucher-sterberisiko-forscher-studie-tote-zahlen-zr-90218338.html (abgerufen am 02.09.2021)

Grolle, Johann: »So hängen Darm und Psyche zusammen«. In: Der Spiegel vom 09.08.2019, unter:
https://www.spiegel.de/wissenschaft/john-cryan-so-haengen-darm-und-seelenheil-zusammen-a-00000000–0002–0001–0000–000165335778 (abgerufen am 05.09.2021)

Hallam KT, Bilsborough S, de Courten M. »Happy feet«: evaluating the benefits of a 100-day 10,000 step challenge on mental health and wellbeing. *BMC Psychiatry*. 2018;18(1):19. Published 2018 Jan 24. doi:10.1186/s12888–018–1609-y

Harris WS, Von Schacky C. The Omega-3 Index: a new risk factor for death from coronary heart disease?. *Prev Med*. 2004;39(1):212–220. doi:10.1016/j.ypmed.2004.02.030

Heidt, T., Sager, H., Courties, G. *et al.* Chronic variable stress activates hematopoietic stem cells. *Nat Med* 20, 754–758 (2014). https://doi.org/10.1038/nm.3589

Helmholtzzentrum München: »Oxidativer Stress: Mechanismus des Zelltods aufgeklärt«. Pressemeldung vom 03.09.2008, unter: https://www.helmholtz-muenchen.de/news/pressemitteilungen/2008/pressemitteilung/article/18173/index.html (abgerufen am 05.09.2021)

Himori N, Inoue Yanagimachi M, Omodaka K, et al. The Effect of Dietary Antioxidant Supplementation in Patients with Glaucoma. *Clin Ophthalmol*. 2021;15:2293–2300. Published 2021 Jun 2. doi:10.2147/OPTH.S314288
https://www.ncbi.nlm.nih.gov/pmc/articles/PMC8183457/ (abgerufen am 03.09.2021)

Huang X, Fan Y, Han X, et al. Association between Serum Vitamin Levels and Depression in U.S. Adults 20 Years or Older Based on National Health and Nutrition Examination Survey 2005-2006. *Int J Environ Res Public Health*. 2018;15(6):1215. Published 2018 Jun 9. doi:10.3390/ijerph15061215

Hunter MR, Gillespie BW, Chen SY. Urban Nature Experiences Reduce Stress in the Context of Daily Life Based on Salivary Biomarkers. *Front Psychol*. 2019;10:722. Published 2019 Apr 4. doi:10.3389/fpsyg.2019.00722

Jamilian H, Amirani E, Milajerdi A, et al. The effects of vitamin D supplementation on mental health, and biomarkers of inflammation and oxidative stress in patients with psychiatric disorders: A systematic review and meta-analysis of randomized controlled trials. *Prog Neuropsychopharmacol Biol Psychiatry*. 2019;94:109651. doi:10.1016/j.pnpbp.2019.109651

Johar, H. et al. (2015), Lower morning to evening cortisol ratio is associated with cognitive impairment in men but not women: an analysis of 733 older subjects of the cross-sectional KORA-Age study. Psychoneuroendocrinology, 51 (296–306), doi: 10.1210/jc.2013. Pressemitteilung dazu unter https://www.helmholtz-muenchen.de/aktuelles/uebersicht/pressemitteilung-news/article/25573/index.html (abgerufen am 06.08.2021)

Karamihalev S, Brivio E, Flachskamm C, Stoffel R, Schmidt MV, Chen A: Social dominance mediates behavioral adaptation to chronic stress in a sex-specific manner. *Elife*. 2020;9:e58723. Published 2020 Oct 9. doi:10.7554/eLife.58723 unter: https://pubmed.ncbi.nlm.nih.gov/33034286/

Kelly McGonigal: Glücksfaktor Stress: Warum Stress uns erfolgreich und gesund macht. Stuttgart: Trias; 2018

Kivimäki M, Nyberg ST, Batty GD, et al. Job strain as a risk factor for coronary heart disease: a collaborative meta-analysis of individual participant data. *Lancet*. 2012;380(9852):1491–1497. doi:10.1016/S0140–6736(12)60994–5 https://pubmed.ncbi.nlm.nih.gov/22981903/

Kramer, Lea: »Wie verliert man 45 Kilo?« In: Süddeutsche Zeitung vom 22.06.2021, unter: https://www.sueddeutsche.de/muenchen/corona-abnehmen-ernaehrung-1.5328712 (abgerufen am 07.ß9.2021)

Kruczek A, Basińska MA. Radzenie sobie przez humor dla relacji między stresem w pracy a satysfakcją zawodową [Coping humor for the relationship between a sense of stress at work and job satisfaction]. *Med Pr*. 2018;69(6):621–631. doi:10.13075/mp.5893.00753 https://pubmed.ncbi.nlm.nih.gov/30499565/

Kühn, Alexander: »Ich habe Blut gekotzt und zu den Ärzten gesagt: Ey, kriegt mich bitte wieder fit«. In: Spiegel vom 09.07.2021, unter: https://www.spiegel.de/netzwelt/web/rezo-und-julien-bam-ueber-burn-out-und-panikattacken-komplett-durchgefickt-vom-durchballern-und-durchziehen-a-2ed97d64–0002–0001–0000–000178306400 (abgerufen am 28.07.2021)

Liu W, Xue X, Xia J, Liu J, Qi Z. Swimming exercise reverses CUMS-induced changes in depression-like behaviors and hippocampal plasticity-related proteins. *J Affect Disord*. 2018;227:126–135. doi:10.1016/j.jad.2017.10.019

Löffler, Constanze: »Stress? So machen Sie das Beste draus.« In: Spiegel vom 20.09.2018, unter: https://www.spiegel.de/psychologie/stress-so-machen-sie-das-beste-draus-a-00000000–0002–0001–0000–000158883174 (abgerufen am 03.08.2021)

Lorenzen, Anna: »Fluchen im Dienst der Wissenschaft.« In: Spektrum der Wissenschaft vom 01.06.2021, unter: https://www.spektrum.de/news/maledikto-logie-fluchen-im-dienst-der-wissenschaft/1873969 (abgerufen am 10.09.2021)

Madison, A. A., Belury, M. A., Andridge, R. *et al.* Omega-3 supplementation and stress reactivity of cellular aging biomarkers: an ancillary substudy of a randomized, controlled trial in midlife adults. *Mol Psychiatry* (2021). https://doi.org/10.1038/s41380–021–01077–2 (abgerufen am 05.09.2021)

Maiorino M, Conrad M, Ursini F. GPx4, Lipid Peroxidation, and Cell Death: Discoveries, Rediscoveries, and Open Issues. *Antioxid Redox Signal.* 2018;29(1):61–74. doi:10.1089/ars.2017.7115

Mayo Clinic Staff: »Exercise for weight loss: Calories burned in 1 hour«. In: Mayo Clinic vom 21.11.2019, unter: https://www.mayoclinic.org/healthy-lifestyle/weight-loss/in-depth/exercise/art-20050999?pg=2

Mazza MG, De Lorenzo R, Conte C, et al. Anxiety and depression in COVID-19 survivors: Role of inflammatory and clinical predictors. *Brain Behav Immun.* 2020;89:594–600. doi:10.1016/j.bbi.2020.07.037
https://pubmed.ncbi.nlm.nih.gov/32738287/

Meier M, Wirz L, Dickinson P, Pruessner JC. Laughter yoga reduces the cortisol response to acute stress in healthy individuals. *Stress.* 2021;24(1):44–52. doi:10.1080/10253890.2020.1766018
https://pubmed.ncbi.nlm.nih.gov/32393092/

Moazzami K, Wittbrodt MT, Alkhalaf M, et al. Association Between Mental Stress-Induced Inferior Frontal Cortex Activation and Angina in Coronary Artery Disease. *Circ Cardiovasc Imaging.* 2020;13(8):e010710. doi:10.1161/CIRCIMAGING.120.010710
https://pubmed.ncbi.nlm.nih.gov/32772572/ (abgerufen am 10.08.2021)

Mocker, Daniela: »Die negativen Seiten der Achtsamkeit«, in: Spektrum der Wissenschaft vom 20.05.2021, unter: https://www.spektrum.de/news/meditation-die-negativen-seiten-der-achtsamkeit/1875130 (abgerufen am 10.09.2021)

Moritz B, Schmitz AE, Rodrigues ALS, Dafre AL, Cunha MP. The role of vitamin C in stress-related disorders. *J Nutr Biochem.* 2020;85:108459. doi:10.1016/j.jnutbio.2020.108459
https://www.sciencedirect.com/science/article/pii/S0955286320304915?via%3Dihub (abgerufen am 05.09.2021)

Morris, Nigel: »Ending the mental health stigma in the tech community.« In: Tech Crunch vom 28.06.2021, unter: https://techcrunch.com/2021/06/28/ending-the-mental-health-stigma-in-the-tech-community (abgerufen am 29.07.2021)

Moss, Jennifer: »Wie Unternehmen den Stress stoppen können«, in: Harvard Business Manager vom 02.06.2021, unter: https://www.manager-magazin.de/harvard/selbstmanagement/burn-out-stoppt-den-stress-a-119a0b35–04bd-450c-9438–3c449ebbbd8a (abgerufen am 09.09.2021)

Mostofsky E, Maclure M, Sherwood JB, Tofler GH, Muller JE, Mittleman MA. Risk of acute myocardial infarction after the death of a significant person in one's life: the Determinants of Myocardial Infarction Onset Study. *Circulation.* 2012;125(3):491–496. doi:10.1161/CIRCULATIONAHA.111.061770 https://pubmed.ncbi.nlm.nih.gov/22230481/ (abgerufen am 10.08.2021)

Müller, Eva; Hucko, Margret; Slodcyk, Katharina: »Wie Spitzenkräfte mit Krankheit umgehen«. In: Manager Magazin vom 12.05.2020, unter: https://www.manager-magazin.de/unternehmen/gesundheit-im-topmanagement-jamie-dimons-kampf-gegen-den-krebs-a-00000000–0002–0001–0000–000166559081 (abgerufen am 29.07.2021)

Murdock KW, LeRoy AS, Lacourt TE, Duke DC, Heijnen CJ, Fagundes CP. Executive functioning and diabetes: The role of anxious arousal and inflammation. *Psychoneuroendocrinology.* 2016;71:102–109. doi:10.1016/j.psyneuen.2016.05.006 https://pubmed.ncbi.nlm.nih.gov/27261922/ (abgerufen am 09.09.2021)

Oehlschläger, Annett: »Bipolare Störung in den Griff bekommen«, unter: www.strunz.com/erfolgsgeschichten/bipolare-stoerung-in-den-griff-bekommen. Buch: »Stabilität kann man essen?!«: Bausteine zum Selbstmanagement bei bipolarer Störung. Ein Ratgeber und Erfahrungsbericht für Menschen mit Manien und Depressionen. BoD: 2017

O'Hanlon R, Wilson M, Wage R, et al. Troponin release following endurance exercise: is inflammation the cause? a cardiovascular magnetic resonance study. *J Cardiovasc Magn Reson.* 2010;12(1):38. Published 2010 Jul 2. doi:10.1186/1532–429 X-12–38
https://pubmed.ncbi.nlm.nih.gov/20598139/

Otto, Anne: »Wie Sie Kummerspeck vermeiden«. In: Der Spiegel vom 12.08.2019, unter: https://www.spiegel.de/wissenschaft/essen-gegen-stress-und-frust-was-tun-gegen-kummerspeck-a-00000000–0002–0001–0000–000165321077 (07.09.2021)

Overbeck, Peter: »Herzschutz durch ›Fischöl‹: Neue Daten, anhaltende Kontroverse«. In: Kardiologie.org vom 98.06.2021, unter: https://www.kardiologie.org/praevention---rehabilitation/acc-kongress-2021/herzschutz-durch--fischoel---neue-daten--anhaltende-kontroverse (abgerufen am 12.08.2021)

Partecke LI et al. Chronic stress increases experimental pancreatic cancer growth, reduces survival and can be antagonised by beta-adrenergic receptor blockade. Pancreatology. 2016 May-Jun;16(3):423–33.

Psaltopoulou T, Sergentanis TN, Panagiotakos DB, Sergentanis IN, Kosti R, Scarmeas N. Mediterranean diet, stroke, cognitive impairment, and depression: A meta-analysis. *Ann Neurol.* 2013;74(4):580–591. doi:10.1002/ana.23944
https://pubmed.ncbi.nlm.nih.gov/23720230/
(abgerufen am 06.09.2021)

Quero CD, Manonelles P, Fernández M, et al. Differential Health Effects on Inflammatory, Immunological and Stress Parameters in Professional Soccer Players and Sedentary Individuals after Consuming a Synbiotic. A Triple-Blinded, Randomized, Placebo-Controlled Pilot Study. *Nutrients.* 2021;13(4):1321. Published 2021 Apr 16. doi:10.3390/nu13041321
https://pubmed.ncbi.nlm.nih.gov/33923663/

Rensing, Ludger; Koch, Michael; Rippe, Bernhard; Rippe, Volkhard: Mensch im Stress. Psyche, Körper, Moleküle. Berlin/Heidelberg: Springer Spektrum 2013 (OA 2005)

La Rocque CL, Mazurka R, Stuckless TJR, Pyke K, Harkness KL. Randomized controlled trial of bikram yoga and aerobic exercise for depression in women: Efficacy and stress-based mechanisms. *J Affect Disord.* 2021;280(Pt A):457–466. doi:10.1016/j.jad.2020.10.067
https://pubmed.ncbi.nlm.nih.gov/33242717/

Saravia SG, Knebel F, Schroeckh S, et al. Cardiac troponin T release and inflammation demonstrated in marathon runners [published correction appears in Clin Lab. 2011;57(3–4):273]. *Clin Lab.* 2010;56(1–2):51–58. Erratum in Clin Lab. 2011;57(3–4):273
https://pubmed.ncbi.nlm.nih.gov/20380359/

von Schacky C, Harris WS. Cardiovascular benefits of omega-3 fatty acids. *Cardiovasc Res.* 2007;73(2):310–315. doi:10.1016/j.cardiores.2006.08.019
https://pubmed.ncbi.nlm.nih.gov/16979604/

Schweikart, Jörg et al: Stress, Nebennierenschwäche, Burnout: Natürliche Unterstützung bei chronischer Erschöpfung und Nebennierenschwäche. Berlin: Dr. Schweikart Verlag, 2021. Unter: https://www.sunday.de/stress-fatigue-burnout-ebook.html

Stringhini S, Zaninotto P, Kumari M, Kivimäki M, Lassale C, Batty GD. Socioeconomic trajectories and cardiovascular disease mortality in older people: the English Longitudinal Study of Ageing. *Int J Epidemiol.* 2018;47(1):36–46. doi:10.1093/ije/dyx106

Seed M, Hoppichler F, Reaveley D, et al. Relation of serum lipoprotein(a) concentration and apolipoprotein(a) phenotype to coronary heart disease in patients with familial hypercholesterolemia. *N Engl J Med.* 1990;322(21):1494–1499. doi:10.1056/NEJM199005243222104

Seethapathi N, Srinivasan M. The metabolic cost of changing walking speeds is significant, implies lower optimal speeds for shorter distances, and increases daily energy estimates. *Biol Lett.* 2015;11(9):20150486. doi:10.1098/rsbl.2015.0486

Shafy, Samiha: »Wenn die Hirnmasse schrumpft.« In: Der Spiegel vom 22.02.2021, unter: https://www.spiegel.de/spiegelwissen/a-747304.html (abgerufen am 12.08.2021)

Shi H, Zhang B, Abo-Hamzy T, et al. Restructuring the Gut Microbiota by Intermittent Fasting Lowers Blood Pressure. *Circ Res.* 2021;128(9):1240–1254. doi:10.1161/CIRCRESAHA.120.318155

Slavich GM. Social Safety Theory: A Biologically Based Evolutionary Perspective on Life Stress, Health, and Behavior. Annual Review of Clinical Psychology. 2020 May;16:265–295. DOI: 10.1146/annurev-clinpsy-032816–045159. PMID: 32141764; PMCID: PMC7213777.

Statista Research Department: »Statistiken zu psychischen Erkankungen.« In: Statista vom 11.02.2019, unter: https://de.statista.com/themen/1318/psychische-erkrankungen/ (abgerufen am 05.09.2021)

Stoffel M, Aguilar-Raab C, Rahn S, et al. Effects of Mindfulness-Based Stress Prevention on Serotonin Transporter Gene Methylation. *Psychother Psychosom.* 2019;88(5):317–319. doi:10.1159/000501646
https://pubmed.ncbi.nlm.nih.gov/31461722/

van Strien T, Herman CP, Anschutz DJ, Engels RC, de Weerth C. Moderation of distress-induced eating by emotional eating scores. *Appetite.* 2012;58(1):277–284. doi:10.1016/j.appet.2011.10.005

Strong, Rebecca: »Laufen oder Schwimmen? Diese Vorteile bieten euch die jeweiligen Trainingsmethoden«. In: Business Insider vom 05.07.2021, unter: https://www.businessinsider.de/leben/fitness/lieber-schwimmen-oder-laufen-das-sind-die-wichtigsten-unterschiede-a/ (abgerufen am 07.09.2021)

Swim England News: »Study says swimming benefits mental health«. In: Swim England vom 08.10.2018, unter: https://www.swimming.org/swimengland/new-study-says-swimming-benefits-mental-health/ (abgerufen am 07.09.2021)

Taylor GMJ, Lindson N, Farley A, Leinberger-Jabari A, Sawyer K, te Water Naudé R, Theodoulou A, King N, Burke C, Aveyard P. Smoking cessation for improving mental health. Cochrane Database of Systematic Reviews 2021, Issue 3. Art. No.: CD013522. DOI: 10.1002/14651858.CD013522.pub2.

https://www.cochranelibrary.com/cdsr/doi/10.1002/14651858.CD013522.pub2/full (abgerufen am 02.09.2021)

Templin C, Ghadri JR, Diekmann J, et al. Clinical Features and Outcomes of Takotsubo (Stress) Cardiomyopathy. *N Engl J Med.* 2015;373(10):929–938. doi:10.1056/NEJMoa1406761
https://pubmed.ncbi.nlm.nih.gov/26332547/ (abgerufen am 10.08.2021)

Tokai, Amelie: »Entspannt an der Spitze«. In: Spektrum der Wissenschaft vom 28.09.2012, unter: https://www.spektrum.de/news/entspannt-an-der-spitze/1165834

Tziomalos K, Athyros VG, Mikhailidis DP. Fish oils and vascular disease prevention: an update. *Curr Med Chem.* 2007;14(24):2622–2628. doi:10.2174/092986707782023307

Universitätsklinikum Freiburg: »Wie Stress das Herz schädigt.« Pressemitteilung vom 25.06.2014, unter: https://www.uniklinik-freiburg.de/presse/pressemitteilungen/detailansicht/346-wie-stress-das-herz-schaedigt.html (abgerufen am 09.08.2021)

Westgarth C, Christley RM, Marvin G, Perkins E. Functional and recreational dog walking practices in the UK. *Health Promot Int.* 2021;36(1):109–119. doi:10.1093/heapro/daaa051

Wiedermann, Kai: »Dauerstress: Ein Burn-out an den Blutwerten erkennen.« In: Berliner Morgenpost vom 30.11.2017, unter: https://www.morgenpost.de/web-wissen/article212673929/Dauerstress-Ein-Burn-out-an-den-Blutwerten-erkennen.html (abgerufen am 03.09.2021)

Wienecke E, Nolden C. Langzeit-HRV-Analyse zeigt Stressreduktion durch Magnesiumzufuhr [Long-term HRV analysis shows stress reduction by magnesium intake]. *MMW Fortschr Med.* 2016;158(Suppl 6):12–16. doi:10.1007/s15006–016–9054–7
https://pubmed.ncbi.nlm.nih.gov/27933574/ (abgerufen am 12.08.2021)

Wischmann T. Psychogenese von Fertilitätsstörungen. Eine Übersicht. Geburtshilfe und Frauenheilkunde 2006; 66: 34–43

Wolf, Alred; Calabrese, Pasquale: Stressmedizin und Stressphysiologie: Epidemiologie, Neurobiologie, Prävention und praktische Lösungsansätze. Stuttgart: Schattauer 2020

van de Wouw M, Boehme M, Lyte JM, et al. Short-chain fatty acids: microbial metabolites that alleviate stress-induced brain-gut axis alterations. *J Physiol.* 2018;596(20):4923–4944. doi:10.1113/JP276431

Venkataraman R, Madempudi RS, Neelamraju J, et al. Effect of Multi-strain Pro-

biotic Formulation on Students Facing Examination Stress: a Double-Blind, Placebo-Controlled Study. *Probiotics Antimicrob Proteins.* 2021;13(1):12–18. doi:10.1007/s12602–020–09681–4
https://pubmed.ncbi.nlm.nih.gov/32601955/
(abgerufen am 05.09.2021)

Voss M, Wild B, von Hirschhausen E, Fuchs T, Ong P. Effekt von Humortraining auf Stress, Heiterkeit und Depression bei Patienten mit koronarer Herzkrankheit und therapierefraktärer Angina pectoris. *Herz.* 2020;45(Suppl 1):80–87. doi:10.1007/s00059–019–4813–8

Weinzierl, Marlene: »CED und Psyche: Lange unterschätzt«, in: Österreichische Ärztezeitung vom 30.06.2017, unter: https://aerztezeitung.at/2017/oaz-artikel/medizin/chronisch-entzuendlichen-darmerkrankung-psyche-depressive-stoerung-univ-prof-gabriele-moser-univ-prof-herbert-tilg-univ-prof-harald-vogelsa/ (abgerufen am 13.09.2021)

Xia N, Li H. Loneliness, Social Isolation, and Cardiovascular Health. *Antioxid Redox Signal.* 2018;28(9):837–851. doi:10.1089/ars.2017.7312

Yildiz, Leyla: »›War ein Abziehbild meiner selbst‹: Erlanger Ärzte heilen zwei Long-Covid-Patienten – Studie soll folgen«. In: Merkur vom 01.09.2021, unter: https://www.merkur.de/bayern/nuernberg/corona-erlangen-long-covid-medikament-aerzte-uniklinik-augenklinik-bc-007-symptome-besserung-zr-90952462.html (abgerufen am 02.09.2021)

Young, Emma: »Disrupted sleep causes worker ›burnout‹«. In: NewScientist vom 16.11.2004, unter: https://www.newscientist.com/article/dn6672-disrupted-sleep-causes-worker-burnout/ (abgerufen am 30.08.2021)

# Sach- und Personenregister